Mosaik
bei GOLDMANN

Buch

In vielen Kulturen und seit Urzeiten bediente man sich mit gro-
ßem Erfolg des Urins als Heilmittel. Uns steht damit heute ein
traditionelles und erproptes Naturheilverfahren zur Verfügung,
das in der Volksmedizin zwar stillschweigend weiter praktiziert
wurde, sich aber gegen die Schulmedizin keineswegs behaupten
konnte – vor allem wegen tiefsitzender Ekelschwellen. Dennoch
hat das große Interesse der letzten Jahre gezeigt, daß immer
mehr sich für dieses sanfte Heilungsprinzip entschieden haben,
das den Stoffwechsel und die Abwehr stärkt – und somit dem
Körper hilft, sich selbst auf harmonische Weise zu heilen. Hans
Höting räumt mit den Vorurteilen auf und bietet einen sach-
lichen Überblick über die vielfältigen und effizienten Anwendungsmöglichkeiten der Urintherapie zu Hause und in der medizinischen Praxis.

Autor

Hans Höting ist Heilpraktiker in Bremen. Er hat in Nanking/
China traditionelle chinesische Medizin studiert, in vielen Pra-
xen und Kliniken Asiens hospitiert und auch bei Heilern in den
Dschungeln Asiens gelernt.
In seiner Naturheilpraxis beschäftigt er sich neben vielfältigen
anderen Methoden außerdem seit über zwanzig Jahren mit der
Eigenharntherapie.

Vom Autor bei Goldmann außerdem erschienen:

Die Moxa-Therapie
Heilkraft des Urins

HANS HÖTING

Lebenssaft Urin

Die heilende Kraft

Mit Illustrationen
von Andrea Boekhoff

Mosaik
bei GOLDMANN

Dieser Band ist bereits
als Goldmann Taschenbuch Nr. 13783 erschienen.

*Dieses Buch widme ich in Dankbarkeit jenen, die mir
ermöglichten, es zu schreiben – meinen Patienten.*

Der Goldmann Verlag
ist ein Unternehmen der Verlagsgruppe Bertelsmann

Vollständige Taschenbuchausgabe August 1998
Wilhelm Goldmann Verlag, München
© 1994 Wilhelm Goldmann Verlag, München
Umschlaggestaltung: Design Team München
Umschlagillustration: Design Team München
Druck: Presse-Druck Augsburg
Redaktion: Christine Schrödl
Verlagsnummer: 16105
Kö · Herstellung: Sebastian Strohmaier
Made in Germany
ISBN 3-442-16105-3

1 3 5 7 9 10 8 6 4 2

Inhalt

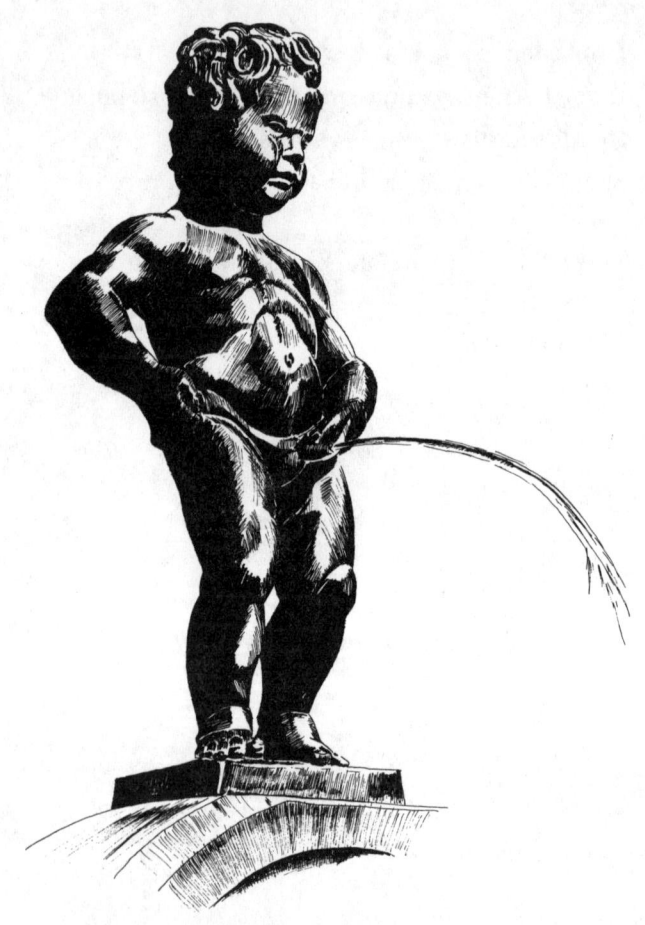

»Maneken Pis«: Urin coram publico.

Eigenharntherapie – Hexenküche oder ganzheitliche Medizin?

»Eigenharn?« fragte mein Gesprächspartner und schaute mich entgeistert an, »sagten Sie Eigenharn als Therapie? Das wäre ja wohl finsterstes Mittelalter, Hexenküche und Teufelsbeschwörung in einem. Wir haben doch die moderne Medizin, und wenn es schon Außenseitermethoden sein müssen, dann gibt es ja gute Naturheilweisen und Naturheilmittel. Aber Eigenharn? Igittigitt? Wozu brauchen wir diesen Dreck?« Er sprach's und stampfte mit dem Fuß auf den Boden, um seiner Ablehnung Nachdruck zu verleihen.

»Was der Bauer nicht kennt ...«, kam mir in dem Moment in den Sinn. Ich fragte mich jedoch auch, ob ich ihn mit meiner Einstellung zum Eigenharn als Therapie nicht überfordert hatte. »Was brauchen wir diesen Dreck?« – Was sollte ich ihm bei soviel Abwehr darauf antworten? Zugegebenermaßen war es eine gute Frage, eine Frage, die eigentlich aber nur der stellen kann, der sich nie mit dieser Therapie ernsthaft beschäftigt hat und spontan aus dem Bauch heraus fragt. Unsere Urteile und Fragen werden oft von Verhaltens- und Denkmustern geprägt, die uns impulsiv reagieren lassen. Hinterher bei nüchterner, verstandesmäßiger Betrachtung müssen wir dann über uns selbst den Kopf schütteln und erkennen: Es war eine Entscheidung aus dem Unterbewußtsein. Dort sind die von Erfahrung und Erziehung geprägten Verhaltens- und Denkmuster gespeichert.

Wir werden von Kindesbeinen an dazu erzogen, Urin und

Kot als etwas Ekliges und Unreines anzusehen. Sie sind so unrein, daß man sich nur ungern beobachtet fühlt, wenn man sich von ihnen trennt. Eingenäßte Windeln werden mit spitzen Fingern davongetragen. Den Nachttopf mit dem Häufchen darin leert man mit gerümpfter Nase. Man ekelt sich vor der Inkontinenz kranker und alter Leute. Menschen, die an Inkontinenz leiden, haben ein schlechtes Gewissen, weil sie immer noch die Stimme aus der Kindheit in sich hören mit ihrem lauten »Igittigitt!« Wenn man als kleiner Knirps mal wieder die Hosen voll hatte, schämte man sich zutiefst, daß man keine Kontrolle über seinen »Dreck« besaß. Die Düfte, die Kot und Urin verströmen, empfinden wir als scheußlich. Wir bekämpfen sie mit Deodorants und Parfums oder mit hohem technischen Aufwand wie chemischen Klos, Absaugbrillen, Geruchsfiltern und so weiter. Die ganze Angelegenheit um Kot und Urin ist eine Geschichte des Unaussprechlichen und Verschwiegenen. Aus der Schule wissen wir, daß Urin und Kot Ausscheidungsprodukte sind, mit denen der Körper sich von Schlacken und Giften befreit. Unfreiwillig verlassen sie den noch nicht ausgereiften Körper des Babys und Kleinkindes oder den vom Alter geschwächten Körper des greisen Menschen sowie des Kranken. Der Stuhl und der Urin des Kranken stinken oft bestialisch. In ihnen spiegelt sich durch Geruch, Farbnuancen und Veränderung der Konsistenz das pathologische innere Milieu des Menschen wider. Und so etwas soll als therapeutisches Mittel heilen? Unvorstellbar! Die Natur hat doch wohl nicht umsonst spezielle Organe geschaffen, um den Körper von Urin und Kot zu befreien. Da wäre es doch widernatürlich, wenn der Mensch versuchte, sie ihm wieder zuzuführen.

Das sind alles Argumente, mit denen man sich als Urintherapeut auseinanderzusetzen hat. Es sind berechtigte Vorbehalte aus der Sicht des Unerfahrenen. Ihnen stehen aber eine Menge Gründe gegenüber, sich dennoch dieser Mittel aus der uralten *Dreck-Apotheke* in Tagen der Krankheit zu bedienen. Die Gründe dafür kenne ich aus mehr als zwanzig Jahren praktischer Erfahrung mit der Eigenharntherapie.

Ich bin sicher, nichts geschieht zufällig. Hinter allen Geschehnissen steht ein tieferer Sinn im Leben. Das ist ein universales Gesetz! Wenn es also Zeiten gegeben hat und immer noch Zeiten gibt, in denen der Urin als Heilmittel eingesetzt wurde oder wird, so müssen handfeste Fakten dafür sprechen. Es war sicher nicht die Ausgeburt krankhafter Phantasie von Therapeuten, wenn diese mit Urin behandelten. Sie wurden durch Erfolge dazu veranlaßt. Wenn sich solch eine Therapie dazu noch über Jahrtausende hält, sollte man sich einmal unvoreingenommen mit dieser Materie auseinandersetzen. Dabei sollte man auch nicht vergessen, daß Tiere in kranken Tagen ihren Urin auflecken und ihren Kot fressen.

Ich bin in zwei Jahrzehnten zu einem überzeugten Eigenharntherapeuten geworden, zunächst durch die Kenntnis alten Wissens über die Eigenharntherapie, aber schließlich auch durch die Behandlungserfolge. Nichts überzeugt bekanntlich so sehr wie das praktische Beispiel. Ich habe am Anfang auch immer wieder Zweifel in mir ausräumen müssen. Es hat mich manche Überwindung gekostet weiterzumachen. Das gebe ich zu. Aber heute ist das kein Thema mehr für mich.

Ich habe allerdings lange geschwiegen, weil ich wußte, Eigenharntherapie, das ist ein heikles Thema. Schweigen ist bekanntlich oft Gold und Reden manchmal nur Silber. Schweigen hat dabei nichts mit Feigheit zu tun. Es ist dann weise, wenn man erkannt hat, daß auf der anderen Seite nicht die nötige Offenheit, nicht genug Toleranz und das erforderliche Verständnis für dieses Thema vorhanden ist. Wenn die Zeit nicht reif ist, dann fehlt es an der notwendigen Resonanz. Erst Toleranz, Wissen und Verständnis bringen diese Resonanz. Nun halte ich allerdings den Augenblick für gekommen, über Eigenharntherapie zu sprechen. In vielen Ländern beschäftigt man sich immer mehr mit dem überlieferten Wissensgut und den Heilverfahren der Volksheilkunde aus Vorväterzeiten. Als Ergebnis dessen werden mehr und mehr alte Rezepte, Behandlungs- und Diagnosemethoden genutzt. Vor dem Hintergrund dieser Entwicklung ist auch der Erfolg des Buches über Eigenharn von Carmen Thomas, *Ein ganz besonderer Saft – Urin*, zu sehen. Der Inhalt des Buches, eine mehr theoretische Abhandlung des Themas, stieß auf große Resonanz – weil die Zeit dafür reif war.

Wenn ich mich jetzt entschlossen habe, mein Schweigen zu brechen, so tue ich das einmal aus der Überzeugung heraus, daß heute genug Interesse, jene notwendige Resonanz besteht, sich mit Eigenharntherapie zu beschäftigen. Ich möchte mit diesem Buch mein praktisches Wissen weitergeben und dadurch mithelfen, uraltes therapeutisches Wissen zu erhalten. Zum anderen tue ich es in dem Bemühen, dem mehr theoretisch ausgerichteten Buch von Carmen Thomas ein praktisches Pendant zur Seite zu stellen. Damit soll dem Praktiker und dem aufgeschlossenen Laien ein Buch in die Hand gegeben werden, mit dem die Eigenharntherapie im Alltag umgesetzt werden kann. Es liegt mir daran, beizutragen, daß die bewährte Methode der Eigenharntherapie in breiten, naturheilkundlich interessierten Bevölkerungskreisen ihren gebührenden Platz erhält. Ich möchte auch Vorurteile und Scheu gegenüber der Methode abbauen.

Motiviert wurde ich auch durch die überraschende Erkenntnis, daß die Eigenharntherapie in der Bevölkerung weiter verbreitet ist, als ich angenommen hatte. Viele Patienten wagten erst jetzt, mir gegenüber zuzugeben, daß sie Eigenharn immer schon als Mittel zur Behandlung verschiedenster Krankheiten eingesetzt hatten. Nur hatten sie bislang darüber geschwiegen, um nicht als absonderlich verspottet zu werden. Jetzt erst wagten sie darüber zu reden, nachdem Carmen Thomas mit ihrem Bestseller und den darauf folgenden Fernsehdiskussionen das Thema salonfähig gemacht hatte. Eigenharn war also über Jahrtausende neben moderner Medizin wie Antibiotika, Kortison und praktizierter Naturheilkunde unter dem Mantel der Verschwiegenheit lebendig geblieben.

Ein weiterer Grund, dieses Buch zu schreiben, waren die Vorurteile, auf die ich in zahlreichen Gesprächen stieß. Es herrscht allgemein einfach ein tief verwurzelter Ekel, der als Hemmschwelle wirkt, sich mit diesem Thema überhaupt sachlich auseinanderzusetzen.

Ich werde darauf ausführlich eingehen, denn Vorurteile sind wie Scheuklappen: Man nimmt die Welt nur in kleinen Ausschnitten wahr. Die Wahrheit links und rechts der Scheuklappen bleibt verborgen. Dabei kann uns nur eine breite Perspektive dazu verhelfen, ein möglichst objektives Bild zu bekommen. Und genau darum geht es mir in diesem Buch neben der Vermittlung von Tips zur Selbstbehandlung. Es soll eine Hilfestellung sein für jene, die offen sind, sich mit dem Thema kritisch auseinanderzusetzen – in Theorie *und* Praxis. Ich bin fest davon überzeugt, daß auch in Zeiten von Genmanipulation, Hirnforschung, Neuropsychohormoimmunologie und unglaublichen Erfolgen auf dem Gebiet der Chirurgie die alten Verfahren der Naturheilkunde ihren

Platz behaupten werden. Ich glaube daran, daß Vergessenes wieder an die Oberfläche kommt und daß im Zuge dessen auch die Eigenharntherapie eine Renaissance erleben wird. Davon bin ich überzeugt, weil Urin eine unverzichtbare Reizkörpertherapie ermöglicht und weil er ein Hologramm, sprich Ganzheitsspiegel, des Körpers ist wie kaum sonst ein Therapiemedium.

Die Wahrheit ist nicht aufzuhalten. Für mich ist es eine gesicherte Tatsache, daß die Eigenharntherapie über Jahrtausende hinweg eine wirkungsvolle Waffe gegen Krankheiten war, daß sie es auch heute noch ist und in Zukunft noch mehr sein wird, weil Urin, um den Titel des Buches von Carmen Thomas aufzugreifen, ein ganz besonderer Saft ist, Ausscheidungsprodukt und Heilmittel zugleich.

Somit liegen Sie mit diesem Buch ganz im Trend der Zeit, mehr Eigenverantwortung für Ihren Körper zu übernehmen und dazu die Möglichkeiten der Naturheilkunde zu nutzen.

Zur Geschichte
der Eigenharntherapie

»Geschichte«, sagte Chamberlain, »ist im höheren Sinne des Wortes die Vergangenheit, die in der Gegenwart das Bewußtsein des Menschen gestaltend weiter prägt.«
Diese Worte sprechen mir aus dem Herzen. Deswegen halte ich es immer für wichtig, einen Blick in die Vergangenheit zu tun, wenn man sich mit der Gegenwart eines Sachverhalts beschäftigt. Nur wer auch die Vergangenheit kennt, vermag die Bedeutung, den Inhalt und das Wesen einer Sache besser einzuschätzen. Für den machtvoll dahinziehenden Strom »Gegenwart« sind seine Quellen zwar Vergangenheit, aber dennoch Ursprung.
Die Quellen zu kennen, heißt deshalb, die Größe des Stromes besser zu begreifen. Das ist ein Grund, der mich jetzt mit Ihnen einen Rückblick auf die Geschichte der Eigenharntherapie machen läßt.
Ein anderer Aspekt ist jene lebendige Kraft der Vergangenheit, die auch heute noch in der Gegenwart für uns wirkt. Was sich über Jahrtausende gehalten hat, kann nicht irgend etwas Unbedeutendes sein. Man soll sich selbstverständlich mit den Gegenargumenten der Kritiker auseinandersetzen. Aber diese Argumente müssen mit den Fakten einer großen Geschichte der Eigenharntherapie konfrontiert werden und sich daran messen lassen.
Damit sind wir wieder auf den Punkt gekommen: Die Menschen therapieren sich seit Urzeiten mit Eigenharn. Wären

es hundert Jahre, wäre das schon beachtlich. Fünfhundert Jahre wären ein Zeitraum, vor dem man Ehrfurcht haben müßte. Tausend Jahre ergäben einen Rückblick in dunkelste Vergangenheit. Wir haben es hier aber mit einer mehrtausendjährigen Geschichte zu tun. So kann sogar auf zwei Zitate der Bibel verwiesen werden, die wohl Eigenharn als Behandlungsmethode empfehlen. Im Buch der Sprüche, 5/15, heißt es:»Trink Wasser aus der eigenen Zisterne und rinnendes Wassser von der eigenen Quelle.« Im Alten Testament heißt es:»Das Wasser des Lebens ist Euch gegeben, um es zu trinken und Euren Leib darin zu baden.« Eigenurin? Das christliche Werk *Essener Handschriften* erwähnt ebenfalls Eigenharn als Therapie.

Es dürfte zwar schwierig sein, das genaue Alter der Eigenharntherapie zu bestimmen, aber es sind in der Tat zumindest zweitausend Jahre, die als geschichtlich gesichert betrachtet werden können. Es berichteten nämlich die römischen Ärzte Galen (129–199 n. Chr.) und Plinius (23 oder 24–79 n. Chr.) in ihren Niederschriften über die Verwendung von Urin als Heilmittel. Hierüber sollte man nicht verwundert sein, gab es doch zu jener Zeit nur Medikamente, die Mutter Natur schuf. Nur darauf konnte man zurückgreifen, wenn es um die Behandlung kranker Menschen ging. Die Ärzte jener Zeit nutzten diese Quelle intensiv. Sie verwendeten Pflanzenextrakte, Tierprodukte und Bestandteile aus dem Mineralreich. Sie nutzten Luft, Wasser und Erde als Heilmittel und selbstverständlich auch die Stoffe des eigenen Körpers zur Therapie, so auch den Urin.

Diese Nähe zum Pulsschlag der Natur weckte eine Sensibilität und Intuition in unseren Vorfahren, die sie zu exzellenten Beobachtern machten. Deswegen verstanden sie nicht nur die Sprache der Natur so hervorragend. Als Heiler verstanden sie es auch, sich in das Wesen ihres Patienten, in die Lebensumstände und in seine Krankheit hineinzuversetzen. Dies waren die Pfade, die zu einer sicheren Diagnose und zu einer wirkungsvollen Therapie führten. Es mag der Weg gewesen sein, der zur Entdeckung der Heilkraft des Urins führte. So wurde aus dem Ausscheidungsprodukt des menschlichen Körpers plötzlich ein Medikament.

Was wir heute als Behandlung mit Eigennosoden bezeichnen, war damals eine gängige Methode. Dabei hat den Heilkundigen vielleicht auch das Verhalten mancher Tiere Hinweise gegeben.

Ein Hund zum Beispiel leckt seine Wunden. Er reinigt mit seinem Speichel die verletzten Körperstellen und trägt mit dem Speichel zugleich ein körpereigenes Heilmittel auf die Wunde auf. Tiere fressen bei Bedarf ihren Kot. Sie lecken ihren Schweiß, trinken ihren Urin, wenn sie erkrankt sind. Sie folgen dabei offensichtlich einem natürlichen Instinkt.

Es gibt in der Natur nichts Unnützes und nichts Überflüssiges, das ist meine Überzeugung. Wer sich jemals mit den Gesetzen der Natur beschäftigt hat, wird mir zustimmen. Die Natur geht unbeirrt ihren Weg. So mögen wir zum Beispiel durch Dämme versuchen, der Wasserfluten Herr zu werden. Irgendwann jedoch brechen sie den Damm. Wir haben lange Zeit gedacht, daß Unkraut etwas völlig Überflüssiges sei. Heute entdecken wir plötzlich, daß es ein wichtiges Glied in der natürlichen Umwelt ist. Viel Geld und Mühe sind darauf verwendet worden, die Schleifen von Flüssen zu beseitigen. Plötzlich entdeckt man, daß sie eine wichtige Funktion innehaben. Sie sind ein wichtiges Moment für die Flußökologie und verhindern, daß das Wasser bei Unwettern sturzbachartig und zerstörerisch die Ufer überschwemmt. In unserem Darm leben Kolibakterien. Solange sie im Darm sind, stellen sie nützliche Glieder einer lebenswichtigen Symbiosekette dar. Verlassen sie den Darm, werden sie zu einem Feind des Menschen. Das ist die Sprache und Ordnung der Natur. Alles gehört an seinen Platz. Wir sollten uns mit dieser Sprache beschäftigen, um unseren Lebensraum besser zu verstehen. Aber kommen wir zurück zum Eigenharn. Bei meinem Aufenthalt im Dschungel Asiens lebte ich mit Schamanen zusammen. Ich stieß bei ihnen auf die Verwendung von menschlichem und tierischem Kot als Grundstoff zur Herstellung von Medikamenten. Gleiches geschah auch mit Urin von Tieren und Menschen. Für mich war das nichts Neues als Eigenharntherapeut. So freute ich mich denn auch, als mir diese Schamanen genau das bestätigten, was ich schon längst wußte. Auf Reisen stieß ich später auch in Korea und in Sri Lanka auf die Eigenharntherapie und auf einer anderen Reise auch in Südafrika. Lassen Sie mich dies als Anknüpfungspunkt nehmen und auch auf die Indianer als Eigenharntherapeuten hinweisen.

Auch die klassische ajurvedische Medizin, die in Indien ihren Ursprung hat und inzwischen weltweit praktiziert wird, kennt die Eigenharntherapie. Sie hat, genau wie die traditionelle chinesische Medizin, eine mehrtausendjährige Geschichte. Im *Shivambukalpa* des Kanadiers A. L. Pauls, der sich von einer schweren, als unheilbar geltenden Krankheit mit Urin heilte, findet man in vielen der über 100 Verse Hinweise auf den Eigenharn als Therapie. »Shivambu«, der Harn, wird als ein himmlischer Nektar bezeichnet, mit dem man Alterskrankheiten behandeln könne. *Shivambukalpa* ist ein Teil des Damar Tantra und in Form eines Dialogs zwischen dem Gott Shiva und seiner Gefährtin Parvati niedergelegt. In diesem alten Traktat findet man genaue Anweisungen, welche Aufbewahrungsgefäße für den Eigenharn zu verwenden sind. In anderen alten ajurvedischen Schriften ist die Rede von einer hervorragenden Wirkung des Eigenharns bei der Behandlung von Augenerkrankungen. Empfohlen wird der Urin auch gegen Husten und Verbrennungen sowie zur Verbesserung der Verdauung und zur Heilung von Haut- und Lebererkrankungen. Er sei ein gutes Entgiftungsmittel.

Es gibt noch viele andere Werke der ajurvedischen Medizin, die über Eigenharntherapie berichten, zum Beispiel das *Susruta Samhita*. Es ist ein bedeutendes, grundlegendes Werk der ajurvedischen Medizin. In ihm findet man unter anderem auch Hinweise zur Diagnostik mit Hilfe des Eigenharns. All diese Hinweise zeigte mir ein alter ajurvedischer Arzt, als ich in Indien war. Dort werden zehn verschiedene Harnsorten unterschieden. Ist es nicht erstaunlich, daß der scharfe Blick eines Therapeuten so viele verschiedene Harnsorten klassifizieren kann? Dahinter steht ein gewaltiges Wissen, und wenn sich zehn verschiedene Harnqualitäten tatsächlich als Spiegelbild der Veränderung im Körper identifizieren lassen, so muß der Urin ein wichtiger Indikator sein. Er ist tatsächlich ein hochsensibler Informationsträger, der Auskunft über Stadium, Art und Weise, Richtung und Entwicklung eines Krankheitszustandes zu geben vermag. Der Körper selbst ist für sich der beste Apotheker und sein bester Heiler. Das haben wahrscheinlich auch so berühmte Männer wie Mahatma Gandhi und Nehru gewußt sowie der indische Politiker Raojib Manibhal Patel. Sein Buch über Eigenharntherapie wurde in viele Sprachen übersetzt. Diese Männer waren alle Eigenharntrinker.

Es gibt keine bessere Bestätigung für die Richtigkeit einer Theorie, als gleiche Aussagen zur selben Sache in anderen Disziplinen zu finden. Und in der Tat trifft dies auf die Aus-

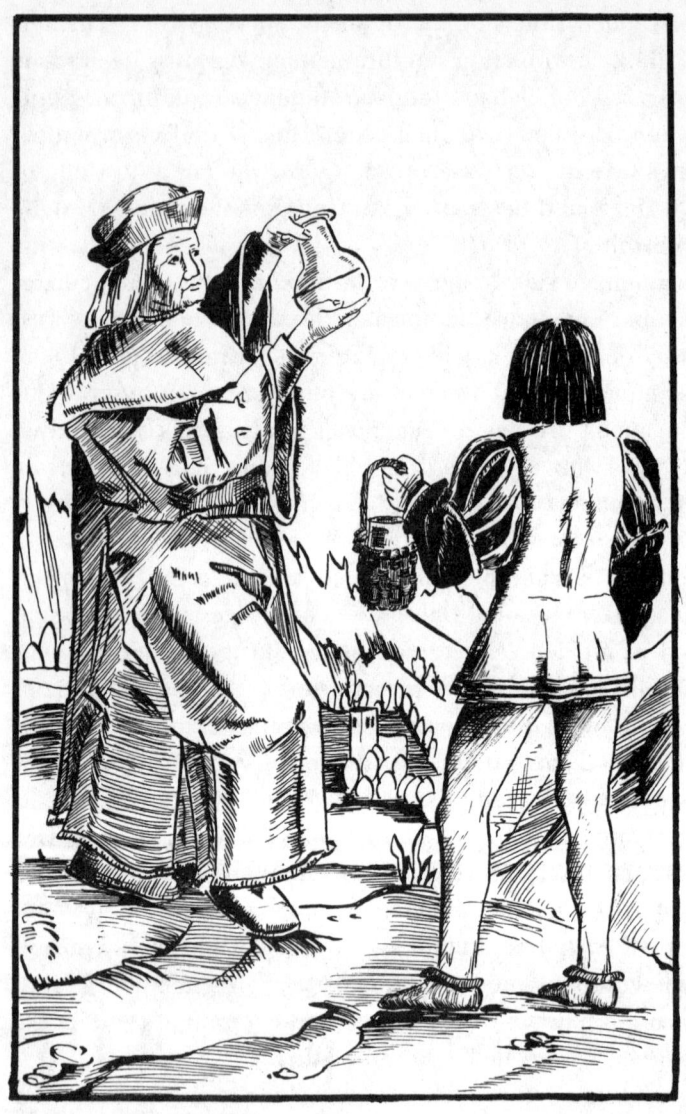

Harndoktor des Mittelalters bei der Urindiagnose. Das Uringlas wurde in einem Weidenkörbchen zum Doktor gebracht.

sagen der ajurvedischen Medizin zu. In der byzantinischen Medizin des siebten Jahrhunderts findet man die Harnschautafeln des Theophilos. Diese Harnschautafeln geben krankhafte Veränderungen des Harns wieder, die man zur Diagnose verwenden kann.

Es war schon immer ein Wunsch der Menschen, das Geschlecht eines Ungeborenen voraussagen zu können. Wenn man alte Papyri der Ägypter studiert, so haben sie es offensichtlich gekonnt und den Urin auch sonst als Therapeutikum genutzt. Die alten Ägypter waren auch Meister der Harnschau. Im Rahmen dessen konnten sie aus dem Urin von Schwangeren das Geschlecht des ungeborenen Kindes erkennen.

Der englische Autor John W. Armstrong hat ein von Urintherapeuten hoch geschätztes Buch geschrieben *The Water of Life*. Darin verweist er auf die alten Griechen, die nach seinen Angaben im Altertum Urin zum Auswaschen von frischen Wunden verwendeten. Ich selbst kann nur bestätigen, wie wirksam die Wundversorgung mit Urin ist. Ich habe sie nicht nur bei Patienten mit bestem Erfolg praktiziert, sondern, wie ich an anderer Stelle des Buches berichte, auch an mir selbst.

Bleiben wir noch ein wenig im Altertum. Es ist nämlich ein sehr gewichtiger Zeuge für die Eigenharntherapie zu zitieren: Hippokrates! Er lebte etwa 400 v. Chr; folglich ist die Eigenharntherapie mindestens zweitausendfünfhundert Jahre alt. Hippokrates preist in seinen Schriften den Urin als Diagnostikum und als Therapeutikum. Er liefert ein wichtiges Argument, wenn er festhält, daß durch diesen Stoff, der aus der Blase abgeht, vollständiger diagnostiziert werden könne als durch das vom Fleisch Abgesonderte. Es spricht für die Beobachtungsgabe von Hippokrates, wenn er an anderer Stelle schreibt, daß das Fett, das sich wie Spinnweben auf der Oberfläche des Urins vermehrt, ein Hinweis auf eine mögliche Schwindsucht sei.

Diese Erkenntnisse der alten Therapeuten gingen nicht verloren. Man findet sie im Mittelalter und in der frühen Neuzeit wieder. Ein berühmter Vertreter der Eigenharntherapie und Eigenharndiagnostik war Paracelsus. Er lebte von 1493 bis 1541 und gilt als einer der größten Ärzte seiner Zeit. In seinen Schriften bestätigt er die Verläßlichkeit des Urins als Diagnostikum. Er empfiehlt auch, Urin bei den unterschiedlichsten Krankheiten einzusetzen.

Das Buch *Kräutermanns Curieuser und vernünftiger Urinarzt* von Valentini enthält ähnliche Hinweise. Auch ein Autor namens Joseph Loew hat sich intensiv mit dem Urin beschäftigt und legte seine Erkenntnisse in dem Buch *Über den Urin als diagnostisches und prognostisches Zeichen* nieder, das um 1810 verlegt wurde. Auch von dem berühmten Arzt Christoph Wilhelm Hufeland (1762–1836), der ein Freund Goethes war, stammen einige Schriften, in denen er sich als Anhänger der Eigenharntherapie bezeichnet.

Wir haben auf unserem Spaziergang schon das Haus der traditionellen östlichen Medizin und der antiken griechischen Medizin passiert. Da ist es sicherlich nicht verwunderlich, wenn wir auch in der islamischen Medizin auf den Eigenharn stoßen. Wenn man mit seiner Hilfe diagnostiziert, so ist der Schritt vom Harn als Diagnostikum zum Harn als Therapeutikum nicht weit. Hat man erst einmal erkannt, daß die krankhaften Veränderungen im Körper den Urin verändern, wird man sich sicherlich Gedanken machen, ob dann nicht auch diese sich so widerspiegelnden Veränderungen therapeutisch zu nutzen sind. Einige Versuche in der Richtung haben die islamischen Ärzte offensichtlich überzeugt. Dabei mögen auch die Impulse aus der griechischen Medizin, die wir in der islamischen Medizin wiederfinden, Einfluß gehabt haben. Jedenfalls können wir sicher sein, daß damals mancher von seinem Zipperlein dank Eigenurindiagnostik und Eigenurinbehandlung befreit wurde.

Urin wurde nicht nur zu einem Heilmittel in kranken Tagen. Das Uringlas wurde sogar als Symbol des Lebens abgebildet. Carmen Thomas schreibt hierüber in ihrem Buch *Ein ganz besonderer Saft – Urin.* Sie verweist auf die Darstellung von Ärzten mit Harnschaugläsern, die auf dem plastischen Wandfries am Ospedale de Ceppo in Pistoia zu finden ist. Eine ähnliche Konsultationsszene ist auch im Dom von Florenz zu sehen. Sie wurde von Giotto di Bondone und Andrea Pisano geschaffen. Ist es nicht erstaunlich, daß das scheinbar so abscheuliche Ausscheidungsprodukt des menschlichen Körpers nicht nur Menschen geheilt hat, sondern sogar Eingang in die Kunst fand?

Ich liebe das Spontane und Kreative. Für mich ist eine Reise mit Überraschungen und Umwegen immer ein reizvolleres Unternehmen als die vom Anfang bis zum Ziel vorausgeplante und gradlinig abgespulte Fahrt. Deswegen lassen Sie mich an dieser Stelle auch noch einmal zurückspringen auf indisches Territorium. 1984 nahm ich an einem Kongreß der International Association for the Study of Traditional Asian Medicine in Bombay teil. Ich saß mit anderen Kongreßteilnehmern auf dem Dachgarten des Veranstaltungshotels und wir sprachen über die unterschiedlichen Methoden der asiatischen Medizin. Dabei kam ich mit einem ajurvedischen Arzt ins Gespräch. Er erzählte mir eine kleine Geschichte über Eigenharn, die aus einem alten ajurvedischen Werk stammt. Es ist dort von einem Fürsten die Rede, der an einer schrecklichen Krankheit litt. Seine Haut war aufgesprungen und übersät mit stinkenden, eiternden Pusteln. Alle Ärzte, die ihn bisher therapierten, hatten ihm nicht helfen können. Und einige waren deswegen hingerichtet worden. Schließlich drang zu diesem Leidenden die Kunde von einem berühmten Arzt, der irgendwo hoch oben in den Bergen des Himalaja lebte. Der Fürst sandte Häscher aus mit dem Befehl, diesen Arzt zu ihm zu bringen. Der berühmte Arzt war ein kleines, zerknittertes Männchen, in einfache Tücher gehüllt. So bescheiden er auch war, so schaute er doch mit sicherem, prüfenden Blick den leidenden Fürsten an.

»Kannst du mir helfen?« fragte der Fürst.

Und die Antwort des Arztes war: »Nein, ich kann dir nicht helfen. Nur du selbst, mein Fürst, kannst dir helfen.«

»Was soll das heißen?«

»Deine Krankheit am Körper ist eine Krankheit deiner Seele. Du mußt aufhören, nur an dein eigenes Wohl zu denken und das auf Kosten anderer. Du mußt dein Herz für deine Untertanen öffnen.«

Das war sicher eine gewagte Rede angesichts dieses despotischen Herrschers. Aber da der Fürst schrecklich unter seiner Krankheit litt, mochten diese Worte in ihm etwas bewegt haben. Er sprach zum Arzt: »Sage mir, was ich tun muß.«

Der Heilkundige antwortete: »Du mußt dich zunächst zu den Schwächen deines eigenen Ichs bekennen. Erst wenn du erkennst durch demütiges Bekennen, wirst du das Tor zu deiner Heilung auftun. Du mußt bereit sein, deinen eigenen Urin jeden Morgen und jeden Abend zu trinken, ohne dein Gesicht dabei zu verziehen. Das ist ein Teil der Läuterung.«

Als der Fürst dieses hörte, schrie er den Arzt an: »Willst du mich verhöhnen? Ich soll meinen eigenen Urin trinken, den Dreck, den ich ständig loswerde, um mich innerlich zu reinigen?«

Doch der Arzt blieb ruhig und fest und antwortete: »Wenn du dich nicht dazu bekennst, selbst Dreck zu produzieren, wenn du Dreck immer nur als Dreck siehst und nicht bereit bist, in ihm eine Botschaft zu erkennen, und wenn du den Dreck in diesem Sinne als Teil deines Ichs nicht annimmst, wirst du dich nicht öffnen können für das Licht der Erkenntnis.«

Es muß den Fürsten große Überwindung gekostet haben, seinen Urin vor seinem versammelten Hofstaat zu trinken, jeden Morgen und jeden Abend. Doch als er eines Tages merkte, daß er sich besser fühlte und daß die Wunden anfingen zu heilen, trank er seinen Urin voller Überzeugung. Er wurde nicht nur gesund, sondern auch ein ganz anderer Mensch, der dem Leben, innerlich und äußerlich gereinigt, offener und mildtätiger gegenübertrat.

Ich meine, es lohnt sich, in einer stillen Stunde über die Botschaft dieser Geschichte nachzudenken.

In Deutschland gilt Paullini (1643–1712) als Vertreter der Eigenharntherapie. Er schrieb nämlich die *Heylsame Dreck-Apotheke*. Paullini war Mediziner und Theologe. Die *Heylsame Dreck-Apotheke* gilt als das Standardwerk für die Verwendung von Ausscheidungsprodukten der Menschen und Tiere zur Behandlung von Krankheiten. In dem Buch werden die Erfolge der Methode geschildert: »Herr Wincelmann erzählte, daß er am Hofe des Herrn Grafen Anthon Günthers von Oldenburg einen Trompeter getroffen habe, der jeden Morgen statt des Branntweines ein Glas warmen Urins ausgetrunken habe und dabei nach einer von ihm geratenen Methode sich Zeit seines Lebens von Podagra, vom Stein und von allen Krankheiten befreit gefunden habe. Er habe in guter Verfassung ein hohes Alter erreicht. Er habe dergleichen Beispiele noch von vielen anderen Leuten gehört, welche durch ihren Urin ein langes Leben erlangt hätten. Deswegen könne er kühn behaupten, der Urin sei ein kurzer Weg zum langen Leben.«

Auch der Franzose Petrus Johannes Faber kann die Empfehlungen des Paracelsus, Menschenurin zu sich zu nehmen, nicht genug preisen: »Was die Kraft des Urins zur Behandlung von Schwindsucht, des Asthmas, der Wassersucht und anderer unzähliger Krankheiten zu erreichen vermag, solches kann nicht zur Genüge betont werden.« Und damit wiederholt er, was wir schon aus der *Dreck-Apotheke* wissen. Ich habe übrigens das Zitat aus der *Heylsamen Dreck-Apotheke* der Verständlichkeit halber in moderner Sprache wiedergegeben. Aussagekräftig ist auch der lange Untertitel der *Dreck-Apotheke*. Er lautet: *Wie nämlich mit Kot und Urin fast alles, ja auch die schwersten, giftigsten Krankheiten und bezauberte Schäden vom Haupt bis zu den Füßen, innerlich und äußerlich, glücklich kuriert worden sind.* Soweit zur *Drecks-Apotheke*. Wie sagt man so schön: Was damals wahr war, kann heute eigentlich nicht minder wahr sein.

Bleiben wir noch ein wenig in Deutschland, wo der Forscher Schattenfroh zu Beginn des zwanzigsten Jahrhunderts den Nachteil von Antigenen im Urin erbrachte. Leider wurde seine Entdeckung überhaupt nicht beachtet. Auch die von Wildbolz 1919 durchgeführten Untersuchungen brachten Erstaunliches zutage. Er wies nach, daß durch Injektion von menschlichem Urin unter die Haut Tuberkulose im Körper des Patienten nachgewiesen werden konnte. Seine Untersuchungen gingen jedoch ebenfalls unter.

In Rußland, Frankreich, Österreich und Italien finden wir Hinweise über die Verwendung von Urin als Therapeutikum. Cimino (Palermo) injizierte Eigenurin bei verschiedensten Krankheiten. Zamkoff in Rußland befaßte sich mit Eigenharntherapie. Schürer-Waldheim in Wien setzte Eigen-

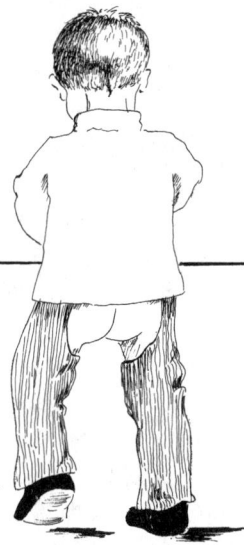

*Damit der Urin schnell
und leicht abgeht:
Chinesisches Kind mit
»Schnellfeuerhosen«.*

urin bei Infektionskrankheiten ein. Die französischen Haut-
ärzte Jaussión und Palélogue veröffentlichten Erkenntnisse
über eine neue Desensibilisierungsmethode bei der Behandlung von Ekzemen mit Hilfe von Urin. In der Schweiz war es
Plesch, der 1947 über die Behandlung mit Urin referierte.
Aus Persien ist bekannt, daß man dort nicht nur Menschenurin für die Behandlung Kranker verwendete, sondern ihnen
auch Bärenurin verabreichte. Vom Bärenurin Persiens zum
Urin heiliger Kühe Indiens ist es nicht weit. Von beidem wird
in der Literatur berichtet. Die Hindus trinken das »Heilige
Wasser« der heiligen Kühe, um gesund zu bleiben und wieder gesund zu werden.
Wer in Sibirien gesund bleiben wollte, tat sich am Urin von
Frauen gütlich. Mit diesem Urin rieb man sich auch ein und
versuchte so, seine Haut jugendfrisch zu halten. Und wer
möchte nicht jung sein und jung bleiben? Zarte, jugendliche
Haut und prachtvoller Haarwuchs sind äußere Zeichen da-

für. Deswegen verwendete man in England und Frankreich Urin. Man wusch sich Haar und Haut mit seinem frisch gelassenen Urin.

Bekannt ist auch die kosmetische Wirkung des Urins von Schwangeren. Dieser Urin enthält einen hohen Anteil von Hormonen. In China macht man sich heute noch diese Erkenntnis zunutze und sammelt Urin von Schwangeren. Daraus bereitet man eine Seife, die hoch begehrt und äußerst wirksam ist.

Jetzt ein Sprung in die Karpaten. Dort lebte ein Arzt, zu dem die Menschen von weit her anreisten, weil er Kranke mit Eigenharn erfolgreich behandelte. In der Schweiz ist Urin nicht nur als Volksheilmittel bekannt. Er wird sogar den Soldaten in ihrer Ausbildung als Notfalltherapeutikum empfohlen, wie übrigens auch den Soldaten der englischen Armee. Es gibt viele Berichte von Seglern, Abenteurern und Forschern, wie z. B. Sven Hedin, sowie Opfern in Naturkatastrophen, die sich durch Urintrinken retteten. Übrigens auch die Lamas Tibets schätzen und trinken Urin.

Dem ewig forschenden menschlichen Geist entgeht nichts. Das Thema Eigenurin hat mich ständig wach gehalten. Und so entdeckte ich dank der Mithilfe von Freunden zahlreiche Hinweise in der wissenschaftlichen Literatur, zum Beispiel im ersten Band der Zeitschrift *Volksmedizin* (Stuttgart 1908): »Bei Augenkrankheiten soll die heilkräftige Wirkung des Urins sich zeigen …« (Professor Dr. Magnus, Breslau, 1903). In der gleichen Zeitschrift (Band 2, 1909) findet sich eine andere Aussage über Urin von Dr. Michael Urban: »Das Beschauen des Wassers (Urin) spielt eine große Rolle in der Volksmedizin und bei wissenden Männern. Sie diagnostizieren die Krankheit aus dem Urin.«

Immer wieder behaupten Kritiker, Urin sei gefährlich. Er

soll Infektionen verursachen können. Dies kann nicht ganz stimmen, wenn man die Berichte von Kriegsgefangenen aus dem Ersten und Zweiten Weltkrieg hört. Sie haben in der Gefangenschaft in Ermangelung wirksamer Desinfektions- und Arzneimittel Wunden und Hauterkrankungen einfach mit Urin eingerieben. Damit konnten sie sich erfolgreich therapieren.

Langsam kommen wir zum Ende unseres Spaziergangs durch die Geschichte der Eigenharntherapie. Ich selber habe jahrelang nach Informationen zum Thema Urin als Heilmittel gesucht. Wo immer ich konnte, habe ich nachgefaßt. Wo immer ich meinte, daß hier Informationen verborgen sein könnten, habe ich nachgegraben. Auf Kongressen sah ich mich um. Und so wurde Stück für Stück ein Puzzle gelegt, das sich immer mehr füllte, aber sich niemals ganz füllen wird. Ich sehe noch viele, viele Lücken.

Ein Buch, das mitgeholfen hat, mein Wissen über die Eigenharntherapie zu vervollständigen, war das Werk *461 Haus- und Sympathiemittel* von Paul Friedl aus dem Jahr 1976. In diesem Buch hat Friedl eine ganze Reihe von alten Rezepten aufgeführt. Sie enthalten neben Urin auch den Morgenspeichel als wirksames Therapeutikum. Der Autor empfiehlt, eine Mischung aus Urin und Morgenspeichel über die Augen zu reiben und damit Augenleiden zu heilen. Nach den Angaben von Friedl ist bei rauher und trockener Haut das Waschen mit dem Eigenurin die beste Therapie. Urin soll nach seinen Angaben auch einen Kropf heilen. Man muß dazu den Kropf mit dem Morgenurin einreiben oder einen uringetränkten Schwamm über Nacht auf den Kropf legen.

Zwei sehr wichtige Werke, die mir ebenfalls viele praktische Hinweise für die Eigenharntherapie gegeben haben, sind die Bücher *Eigenharnbehandlung* von Kurt Herz und *Die Eigen-*

harnbehandlung von Johann Abele und Kurt Herz. Hier fand ich erstmals die wissenschaftliche Bezeichnung der Eigenharntherapie. Sie lautet *Autourotherapie*. Die Hinweise von Abele und Herz basieren auf einer eigenen langen Praxis mit der Urintherapie. Sie beziehen sich unter anderem auf allergische Erkrankungen, Spasmen aller Art und Infektionskrankheiten.

Das Anwendungsspektrum der Eigenharntherapie ist heute um ein Vielfaches gewachsen. Noch niemals sind alle Anwendungsmöglichkeiten publiziert worden. Mit diesem Buch möchte ich einen Anfang machen und mein Wissen zur Autourotherapie darlegen. Doch auch mein Wissen zu diesem Gebiet ist begrenzt. Ich hoffe daher, daß andere Therapeuten folgen werden. Ich möchte zudem erreichen, daß diese Therapie auch von Nichtfachleuten mehr und mehr angewandt wird. Wir Therapeuten können dann ein wertvolles Feedback bekommen.

Wie es zu diesem Buch kam

Geht es Ihnen nicht manchmal auch so? Da gehen Sie Ihren Weg, und plötzlich finden Sie ihn durch ein mächtiges Hindernis versperrt. Sie wissen genau, wohin Sie wollen, nur in diesem Moment erkennen Sie nicht, wie es weitergeht. Als ich einmal in einer solchen Situation war, fiel mir ein kleines Gedicht ein, das ich irgendwo gelesen hatte:

> Wenn du denkst es geht nicht mehr,
> dann schreie dir die Seele leer,
> und plötzlich wird dir klar,
> daß alles nur ein Trugbild war.

Sie werden sich wundern, wieviel innere Kraft selbst durch kleine Initiativen und Ermutigungen in Ihnen freigesetzt wird. Wo Sie eben noch hilflos dastanden und dachten: »Es geht nicht mehr«, sind Sie jetzt voller Elan. Das Hindernis löst sich auf, der Weg wird frei. Manchmal muß in unserem Innern einfach erst mal etwas passieren, damit sich im Außen die Umstände ändern. Der Mutige schafft sich seinen Weg. Sein Weg ist neu! Der Ängstliche dagegen wartet, bis andere für ihn aktiv werden. Dafür muß er dann den ausgetretenen Pfad gehen und erreicht ein Ziel, an dem schon viele vor ihm waren.

Da ist als erstes meine eigene Erfahrung mit der Eigenharntherapie aus zwei Jahrzehnten praktischer Naturheilkunde. Und da ist als zweites eine alte Erfahrung.

Wie heißt es doch so schön: »Das Alte wiederholt sich immer wieder.« Viele Dinge, die gestern vergessen waren, vor vielen Jahren aber noch praktiziert wurden, tauchen heute plötzlich als scheinbare Neuheiten wieder auf. Das ist nicht nur in der Naturheilkunde so. Gleiches finden Sie auch in der Mode oder in der Ernährung, um nur zwei Beispiele zu nennen. Das ermutigte mich, auch ein uraltes Heilverfahren erneut unter Kollegen ins Gespräch zu bringen: Die Eigenharntherapie.

Meine praktischen Erfahrungen mit der Eigenharntherapie legitimieren mich zu der Aussage: Die Eigenharntherapie ist eine wirkungsvolle Behandlungsmethode. Gerade in einer Zeit, wo chronische Erkrankungen immer mehr zunehmen, wo man davon ausgehen muß, daß die Umweltsituation ständig neue Krankheitsbilder schafft, sollte man sich als Heilkundiger ihrer erinnern. Es wartet in der Eigenharntherapie ein in Jahrtausenden gewachsener Heilschatz darauf, mehr genutzt zu werden.

Als ich vor etwa zwanzig Jahren mit der Eigenharntherapie anfing, hatte ich Mühe, mich mit der Materie vertraut zu machen. Es gab ganz wenige Kollegen, die sich damit beschäftigten. Literatur stand so gut wie gar nicht zu Verfügung. Das hat sich Gott sei Dank heute *etwas* gewandelt. Doch ein grundlegender Wandel hat sich noch nicht vollzogen, denn manchen »modischeren« Therapien wird nach wie vor der Vorzug gegeben.

Neue Behandlungsmethoden kamen und verschwanden wieder. Leider betrifft das auch viele Behandlungsmethoden, die lange Zeit mit Erfolg eingesetzt wurden. Ich möchte deswegen mit diesem Buch über die Eigenharntherapie uralte Traditionen und mein eigenes Erfahrungswissen weitergeben. Es soll jenen zur Verfügung stehen, die den Wert alter Naturheilverfahren erkennen und bereit sind, sich damit ernsthaft zu befassen. Die Eigenharntherapie hat diese Aufmerksamkeit verdient, gerade auch, weil sie sich dazu eignet, als Hausmittel von Laien genutzt zu werden.

Sie kennen die Geschichte von den sieben fetten und den sieben mageren Jahren. Sie sind ein Sinnbild für das Gesetz des Wandels, des Kommens und Gehens, des Suchens und Findens. Ich glaube, daß im Hinblick auf die Eigenharntherapie jetzt das Finden und Wiederentdecken ansteht und die mageren Jahre vorbei sind. Eigentlich habe ich den zweiten Grund für dieses Buch schon oben kurz angeschnitten: Es ist mein tiefster Wunsch, praktische Erfahrungen aufzuschreiben und die daraus gewonnenen Methoden weiterzuempfehlen. Dabei gehe ich nun über den Therapeutenkreis hinaus und schließe Patienten und damit den Laien ausdrücklich ein. Die Eigenharntherapie eignet sich nämlich wie gesagt hervorragend dazu, auch von Laien zu Hause eingesetzt zu werden. Viele Varianten der unterschiedlichsten Anwendungsarten sind für jeden leicht nachzuvollziehen. Ich habe sie in diesem Buch aufgelistet und allgemeinverständlich beschrieben.

Finden Sie nicht auch, daß dieser Aspekt ganz besonders ermutigend ist, sich mit Eigenharntherapie zu befassen? Ich wiederhole es, um dem Laien die Scheu zu nehmen. Die Technik dieser Anwendungsformen ist nicht nur leicht zu erlernen. Der Grundstoff Eigenharn steht ja zudem jederzeit zur Verfügung. Der Eigenharn ermöglicht eine Therapie, die deckungsgleich ist zu der pathologischen Situation im Körper des Erkrankten – die optimale Voraussetzung für jede Therapie! Die Eigenharntherapie ist nebenwirkungsfrei. Sie ist preiswert. Man muß nur ein paar Grundregeln beachten; sie werden Ihnen in diesem Buch erklärt.

Auch wenn jetzt vielleicht tiefsitzende Vorurteile hochkommen, bitte ich Sie nur um eines: Versuchen Sie zunächst nur einmal, offen für die Informationen zur Methode zu sein. Lesen Sie weiter. Erst wenn Sie sich wirklich mit allen Aspekten vertraut gemacht haben, sind Sie in der Lage, über dieses jahrtausendealte Heilverfahren und Heilwissen ein Urteil zu fällen. Dazu gehört auch, sich einmal klar zu machen, inwieweit Menschen bereit sind, auf anderen Gebieten Vorurteile zurückzustellen. Sie lassen sich die Frischzellen getöteter Tiere spritzen. Heute werden Feinschmeckereien industriell aus Abfällen wie Tierhäuten, Haaren etc. hergestellt und verkauft. Es werden Medikamente aus Darmbakterien, Schlangen und Pflanzengiften verwendet, teure Pelzmäntel aus den Körperdecken getöteter Tiere getragen, in Asien Hundefleisch, Schlangenblut, Affenhirne gegessen.

Vom ersten Grund, dem Therapeuten Erfahrungswissen weiterzugeben, zum zweiten Grund, das gleiche für den Laien zu tun, kommen wir nun zum dritten Grund. Dieser Grund ist schon etwas schwieriger zu erklären. Er hat etwas mit Pioniergeist und Auseinandersetzung zu tun. In beiden Fällen möchte ich aber nicht Gräben schaufeln, sondern versuchen, Brücken zu bauen. Es ist mein Wunsch, einen Weg von hüben nach drüben zu versuchen. Wenn man als Naturheilbehandler mehr als zwei Jahrzehnte praktische Erfahrungen sammelte, so weiß man, wovon man spricht.

Die Naturheilkunde ist ein in Jahrtausenden aufgebautes, gewaltiges Wissensgebäude. Sie arbeitet mit den Selbstheilungskräften des Körpers. Das diagnostische und therapeutische Prinzip ist ganzheitlich, biologisch. Doch zum letzteren an anderer Stelle mehr. Es werden in der Naturheilkunde keine Krankheiten behandelt, sondern kranke Menschen. Das ist ein ganz wesentlicher Aspekt! Dieses therapeutische

Prinzip hat Vorteile, hat Nachteile, hat Grenzen, wie jedes andere Prinzip, jede andere Methode auch. Darüber braucht man nicht zu diskutieren. *Wo* die Grenzen gezogen sind, *wo* die Vorteile liegen und die Nachteile beginnen, darüber werden hingegen heiße Diskussionen geführt.

Naturheilkunde ist außerdem zum großen Teil Erfahrungsheilkunde. Damit entzieht sie sich in hohem Maße den Bewertungskriterien und -methoden der naturwissenschaftlich ausgerichteten Medizin. Trotz unbestreitbarer Erfolge, trotz Überlegenheit in vielen Fällen – ich denke hier insbesondere an die großen Behandlungserfolge bei chronischen Erkrankungen oder psychosomatischen Störungen – sieht sich die Naturheilkunde immer wieder der Kritik ausgesetzt, sie sei wirkungslos und damit überflüssig. Doch jede Kritik fordert dazu auf, zu überprüfen, Ordnung zu schaffen und eigene Schwächen zu erkennen. Kritik fördert einen gesunden Entwicklungsprozeß. Dies ist der Grund, warum die Naturheilkunde bisher mit jeder Kritik gut fertig geworden ist. Sie nahm sie zum Anlaß, sich weiterzuentwickeln und neue Wege zu beschreiten. Das ist der positive Aspekt des Umgangs mit Kritik. Aber ich möchte auch mit Valéry sagen, alle Kritik, aller Tadel läuft auf den Satz hinaus: »Ich bin nicht du!« Mit anderen Worten: Wenn jemand es anders macht, heißt das noch lange nicht, daß ich es falsch mache. Ich gehe nur andere Wege. Im Fall der Naturheilkunde kann die Alternative nicht schlecht sein, sonst wären nicht Millionen von Bundesbürgern bereit, sich naturheilkundlich behandeln zu lassen, vielfach auf eigene Kosten. Das sind in der Bundesrepublik runde 30% der Bevölkerung laut Umfrage eines Meinungsforschungsinstituts. Damit kommen wir zum Kern. Der dritte Grund, dieses Buch zu schreiben, besteht darin, sich dieser Auseinandersetzung zu stellen. Ich will das Gespräch über die Eigenharntherapie unter Laien und Behandlern. Ich will versuchen, Argumente kontra Angriff zu setzen. So etwas belebt, macht neugierig, führt zu Gesprächen darüber, weckt Interesse und trägt die Idee weiter. Mögen sich die Kritiker damit beschäftigen. Ich kenne ihre Angriffe, und ich sage: »dennoch« und »jetzt erst recht«. Ich tue das auch im Hinblick darauf, daß uns Naturheilbehandlern in den letzten Jahren immer wieder bewährte Naturheilmittel und Verfahren genommen worden sind. Das kann der Eigenharntherapie zwar nicht passieren, denn jedem steht dieses Heilmittel zur Verfügung. Aber es geht ums Prinzip.

Ich tue dies zudem im Hinblick auf all die Diskussionen über Homöopathie, die wirkungsvoll sein soll. Ich kenne die Argumente gegen Akupunktur, die angeblich wissenschaftlich nicht erklärbar ist. Heilpflanzen wurden verboten, weil sie in dem Verdacht stehen, krebserregend zu sein. Sie haben aber seit Hunderten von Jahren kranke Menschen geheilt. Daß sie schadeten, wurde nie bekannt. Vielfach wurden Einzelsubstanzen der Pflanzen Tieren mit Schlundsonden in Mengen verabreicht, die einfach negative Ergebnisse erbringen mußten. Wenn Sie vergleichbar täglich pfundweise Salz essen, werden Sie beispielsweise sehr bald merken, wie schädlich Salz ist. Würden Sie sich die Einzelbestandteile des Urins in Riesenmengen verabreichen, ging es Ihnen genauso. Sie wissen doch, ein Glas Wein am Abend ist Genuß, drei Flaschen sind eine Qual. Die Menge macht's.* Wirkstoffe im Verbund verabreicht, z. B. als Teeaufguß von der ganzen Pflanze, das heißt, zusammen mit allen anderen Träger-, Hilfs- und Wirkstoffen, ergeben ein ganz anderes pharmakologisches Profil als die Einzelsubstanz für sich genommen.

---

* Das sagte schon Pasteur: »Ob Gift oder nicht Gift – das ist allein eine Frage der Menge.«

Ich möchte deswegen mit diesem dritten Grund sowohl im Kreis der Therapeuten als auch im Kreis der Patienten ein Nachdenken erreichen. Denken Sie daran, wenn Sie reinen Alkohol pur trinken, verbrennen Sie sich den Magen; derselbe Alkohol im Verbund als Cognac ist ein Genuß.

Wir können die Frage über den Wert und Unwert der Naturheilkunde nur sachlich angehen und diskutieren. Dabei muß man erkennen, daß die naturheilkundlichen Verfahren und Mittel oft mit den Maßstäben der wissenschaftlichen Medizin gar nicht gemessen werden können. Wie ich schon sagte, ist die Naturheilkunde eine Erfahrungsmedizin. Sie ist anders. Auch die Eigenharntherapie ist es. Man weiß, daß sie wirkt, aber man weiß vielfach nicht, warum. Eine tiefere Beschäftigung mit ihr setzt deshalb die Bereitschaft voraus, sich einmal selbst zu überprüfen: Welche Vorurteile, Dogmen, und welches Maß an Intoleranz beeinflussen mich in der Diskussion? Es erfordert die Bereitschaft, sich mit den Argumenten der Gegenseite auseinanderzusetzen – offen, konstruktiv und verständnisvoll.

Ich stelle dies alles bewußt voran, weil ich weiß, daß aus der Sicht der rein strukturell, symptomatisch, analytisch ausgerichteten wissenschaftlichen Medizin, die ganzheitlich, erfahrungsmedizinisch induktiv ausgerichtete Eigenharntherapie zwangsläufig Kritik auf sich zieht. Ich wünsche mir jedoch, daß eine Diskussion über diese seit Tausenden von Jahren angewandte Therapie objektiv, nüchtern und sachlich geführt wird. Wenn ich in die Diskussion gehe, um von vornherein den Unwert der anderen Seite zu beweisen, bin ich nicht mehr offen. Ich bin dann geistig fixiert und kann mich daraus auch nicht mehr lösen. Wenn ich aber in eine Diskussion einsteige, um mich sachkundig zu machen, bin ich auch offen für die Argumente der anderen Seite. Dann kann ich aus dieser Diskussion eine Menge lernen. »Offen zu sein verdient immer Anerkennung«, hat Bismarck gesagt. Ich füge hinzu, Offenheit ist eine Form der Größe und des Horizonts. Nur wer Größe pflegt in seinem Lebensstil, kann größer werden und seinen Horizont weiten.

Noch ein anderer Aspekt hat mich beflügelt, mit der Eigenharntherapie mehr an die Öffentlichkeit zu gehen. Es war der Erfolg des Buches von Carmen Thomas, *Ein ganz besonderer Saft – Urin*. Das Buch stand monatelang auf der Bestsellerliste. Die Medien berichteten darüber. In Patientenkreisen wurde darüber diskutiert. Die Zeitungsberichte und Fernsehsendungen haben in der breiten Öffentlichkeit eine große Resonanz hervorgerufen. Das Thema Eigenharntherapie kam dadurch offener und klarer auf den Tisch.

Ich war überrascht, wie nach einer Fernsehsendung, in der ich selbst zu diesem Thema Stellung nahm, meine Patienten bereit waren, über Eigenharntherapie offen und frei zu reden. »Ja, wenn schon in den Medien darüber berichtet wird, dann wagen wir es auch, darüber zu sprechen. Wir haben immer schon Urin in der Familie angewandt. Nur haben wir nie darüber ein Wort verloren«, sagten sie mir. Gewiß, gemessen an der Gesamtzahl meiner Patienten waren es wenige. Aber gemessen an meinem vorherigen Gefühl, daß die Eigenharntherapie in Laienkreisen wenig eingesetzt wird, waren es wiederum doch eine ganze Menge. Die Patienten, die mit mir sprachen, hatten Eigenharn verwendet zum Gurgeln bei Halsentzündungen, zum Einreiben bei Hautekzemen oder als Klistiere bei Darmbeschwerden. Immerhin, das war doch schon eine erfreuliche Grundlage, auf der man aufbauen konnte, dachte ich mir.

Ich gebe zu, daß ich in der Praxis das Thema Eigenharnbehandlung immer sehr behutsam gegenüber Patienten angeschnitten habe. Mancher ließ sich mit Eigenharn behandeln, nachdem ich ausführlich mit ihm über dieses Thema diskutiert hatte. Erst nach dieser gründlichen Vorbereitung haben wir ein wenig Eigenharn den pflanzlichen oder homöopathischen Mitteln hinzugefügt und injiziert. Vorher wurde der Eigenharn sterilisiert. Diese Vorgehensweise hatte als Nebeneffekt den Vorteil, daß man nachher nicht sagen konnte, eine positive Einstellung gegenüber dieser Therapie hätte auf suggestivem Wege eine Heilung erreicht. Auch bei Patienten, die sich nichts von dem Einsatz von Eigenharn versprachen, ergaben sich erstaunliche Besserungen. Darüber will ich nun einfach nicht mehr schweigen.

Man muß zudem zur Kenntnis nehmen, daß immer mehr Patienten naturheilkundliche Therapien, biologische Medizin verlangen. Umfragen in der Bundesrepublik zeigen, daß jedes Jahr Millionen von Patienten zum Naturheilbehandler gehen, daß sie sich dazu bekennen, naturheilkundliche Mittel anzuwenden, viele sich selbst Naturheilmittel kaufen oder Hausmittel anwenden. Zu Anfang meiner Heilpraktikerlaufbahn waren die Fortbildungsveranstaltungen zum Thema »biologische Medizin« für Ärzte sehr klein. Heute sind es Riesenveranstaltungen. Immer öfter verlangen Patienten Mittel aus der Naturheilkunde, weil sie auf den Begleitzetteln allopathischer Medikamente die Informationen zu den Nebenwirkungen lesen. Das führt auch so manchen schulmedizinischen Therapeuten zum Nachdenken. So beginnt er vielleicht aus Neugier, sich mit ganzheitlicher Medizin auseinanderzusetzen. Das führt dann zwangsläufig bald zum Besuch eines naturheilkundlich ausgerichteten Fortbildungskongresses.

Auch in der breiten Öffentlichkeit wird das Thema Naturheilkunde immer ausführlicher behandelt. Fortbildungsveranstaltungen in Volkshochschulen und Gesundheitsvereinen oder Veranstaltungen von Krankenkassen bieten Vorträge und Seminare über Naturheilbehandlungen an. Diese Veranstaltungen sind in der Regel gut besucht. Anschließende Diskussionen zeigen das wache Interesse der Menschen, hierüber mehr zu erfahren. Auch Zeitschriften, die zumindest gelegentlich oder sogar schwerpunktmäßig Naturheilthemen anbieten, sind in letzter Zeit verstärkt auf den Markt gekommen. In den Buchhandlungen füllen sich die Regale mit Büchern zu naturheilkundlichen Methoden. Die Umsätze sind nicht schlecht. In meiner Praxis werde ich immer wieder von Patienten angesprochen: »Haben Sie das gelesen? Haben Sie die Sendung gesehen? Haben Sie jenes Buch schon in der Hand gehabt? Was meinen Sie zu diesem neuen Mittel?«

Naturheilkundliche Themen finden offene Ohren und Augen. Diesem Informationsbedürfnis Rechnung zu tragen sehe ich als Verpflichtung für jeden naturheilkundlich ausgerichteten Therapeuten an. Mit diesem Buch nehme ich mich in die Pflicht. Wir als Therapeuten sollten nicht nur daran denken, den Kranken in der Praxis zu behandeln. Wir sollten vor allen Dingen uns einmal Gedanken darüber machen, wie man den einzelnen veranlassen kann, sich zu Hause selbst zu therapieren oder an seiner Lebensweise etwas zu verändern. Es gibt so viele Möglichkeiten, die man interessierten Laien auf diesem Weg weitervermitteln könnte. Eine davon ist die Eigenharntherapie.

Derjenige, der bereit ist, selbst etwas für sich zu tun, der bereit ist, mit einem Behandler zu kooperieren, Initiative zu zeigen, statt nur auf Anweisungen zu reagieren, ist ein in jeder Praxis besonders willkommener Patient. Mit ihm läßt sich gut zusammenarbeiten. Wir dienen uns als Naturheilbehandler also selbst, wenn wir unsere Arbeit nicht nur auf die Therapie beschränken, sondern darüber hinaus den Patienten zur Eigenverantwortlichkeit anregen. Das ist in meinen Augen wirkliche Ganzheitstherapie.

Alles gut und schön, werden nun manche sagen, aber Eigenharntherapie sei nun mal finsterstes Mittelalter im Hinblick auf moderne Naturheilmethoden. Das ist natürlich nicht wahr. Ich habe bereits ein sehr wichtiges Argument für die Eigenharntherapie genannt: Eigenharn ist der Spiegel der pathologischen Situation des Erkrankten! Es gibt keine bessere ganzheitliche, biologische Therapie, als spiegelbildlich zu arbeiten. Da paßt alles zusammen. Damit ist eigentlich jedes Argument entkräftet, das die Eigenharntherapie als überholt und altmodisch abstempelt. Eigenharntherapie ist eine moderne Therapie! Sie ist biologisch und natürlich im Sinne der ganzheitlich arbeitenden Naturheilkunde. Sie wirkt immunstimulierend, mit anderen Worten, abwehrsteigernd. Sie wirkt entgiftend und umstimmmend. Das sind wichtige Therapiesäulen der Naturheilkunde. Moderner geht es gar nicht, auch die Schulmedizin entdeckt immer mehr den therapeutischen Wert des Abwehrsystems! Eigenharntherapie ist das Mittel für den akut und für den chronisch erkrankten Patienten. Eigenharn ist, da ganzheitlich wirkend, ein geeignetes Mittel für beide Zustände. Jedes massenhaft hergestellte Medikament mag einen Teilaspekt der individuellen Krankheiten abdecken. Es kann aber niemals so ganzheitlich arbeiten wie ein Mittel, das aus dem eigenen Körper stammt. Gibt es eine besser wirkende, individuell passendere Arznei? Es hat nichts mit Quacksalberei, Schamanentum, Hexerei und Zauberei oder Schwarzer Magie und Beschwörungen zu tun. Es ist dem Körper wesentlich zuträglicher als Antibiotika, Kortison, Schlafmittel oder

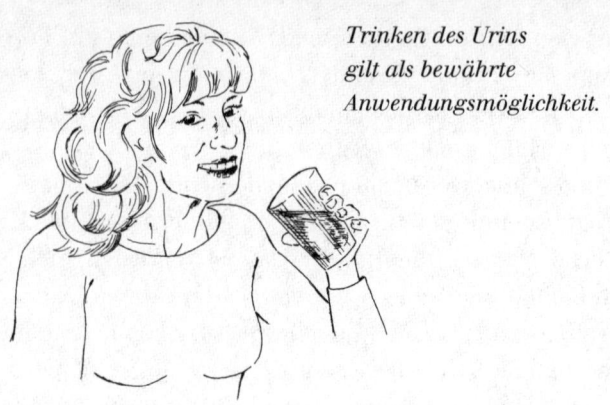

Trinken des Urins gilt als bewährte Anwendungsmöglichkeit.

Psychopharmaka. Sie haben Nebenwirkungen, ein aus dem eigenen Körper stammendes Mittel dagegen kaum – so es richtig angewendet wird.

Jedoch will ich hier gar nicht in Opposition zur modernen naturwissenschaftlichen Medizin treten. Diese Medizin ist notwendig. Es gibt Krankheiten, bei denen wir als Naturheilbehandler nichts erreichen, allenfalls Zusatzbehandlungen anbieten können. Jedoch gibt es umgekehrt auch Krankheitszustände, wo die Schulmedizin machtlos ist, jedoch ganzheitliche Therapien Erfolge erzielen. Dazu zählen alle chronischen Erkrankungen der funktionell Leidenden.

Jeder Therapeut, sei er auf dieser oder jener Seite, sollte sich mit den Grenzen seines Therapiespektrums auseinandersetzen. Er sollte sie kennen und bei der Behandlung von Patienten beachten. Nur dann kommt etwas Segensreiches für den Patienten dabei heraus. Bei einem chronisch Kranken, einem funktionell gestörten Patienten, kann man einfach nicht mehr symptomatisch arbeiten. Hier führt meist nur die ganzheitlich ausgerichtete naturheilkundliche Therapie aus der Sackgasse heraus. In manchen Fällen hat sie auch dort ihre Schwierigkeit, so daß man allopathische Mittel zusätzlich einsetzen muß. Bei Diabetes muß ein oral zu nehmendes Antidiabetikum, unter Umständen sogar Insulin als Injektion, gegeben werden. Hier können wir als Naturheiltherapeuten nur Zusatztherapie anbieten, unter anderem hervorragend die Eigenharntherapie.

Wer heilt, hat recht. Aber nur jener bekommt recht, der seine Grenzen und Möglichkeiten kennt. Die Eigenharntherapie kann vor diesem Hintergrund Hervorragendes leisten. Dafür haben wir einen prominenten Zeugen. Es ist der ehemalige indische Ministerpräsident Morarji Desai. Er sagte: »Ich habe Eigenharn an mir selbst ausprobiert, und auf meinen Rat taten es viele andere. Ich habe wunderbare Erfahrungen gemacht und gesehen, wie unter Eigenharntherapie Diabetes, Krebs und Tuberkulose geheilt wurden. Nach meiner Erfahrung ist Eigenharntherapie eine gute Möglichkeit, Augen-, Ohren-, Zahn- und Hautbeschwerden höchst wirksam zu behandeln.«

Nun, Morarji Desai spricht sogar von Behandlungserfolgen bei Diabetes, Krebs und Tuberkulose. Ich nehme es zur Kenntnis, obwohl ich als Naturheiltherapeut sehr skeptisch bin, daß sich ein Krebs mit Eigenharntherapie heilen läßt. Ich habe in der Nachsorge Krebspatienten durchaus auch mit Eigenharn therapiert. Aber solche Erfahrungen konnte ich leider nicht machen. Nun muß man allerdings bedenken, daß es in Indien seit Jahrtausenden die Ajurveda-Medizin gibt und man unter Umständen nicht nur Eigenharn benutzt hat, sondern auch ayurvedische Mittel. Doch das sind Spekulationen von mir. Die Aussagen des prominenten Politikers zeigen dennoch, welch große Möglichkeiten man der Eigenharntherapie zutraut. Diese Möglichkeiten unterstreicht auch Carmen Thomas in ihrem Buch *Ein ganz besonderer Saft – Urin*. Sie schreibt über den ehemaligen indischen Ministerpräsidenten: »Herr Desai erfreut sich mit 96 Jahren immer noch bester Gesundheit. Und wenn Sie das Foto in diesem Buch anschauen, so mögen Sie kaum glauben, daß dieser alte Herr fast 100 Jahre alt ist.«

Ich selbst trinke seit fünfzehn Jahren meinen Urin. Ich fühle mich großartig dabei. Ich tue es sporadisch, ganz nach Lust und Laune. Mal nehme ich nur den Morgenurin, mal trinke ich den gesamten Tagesurin. Mit meinen sechzig Jahren habe ich bislang immer noch einen normalen Blutdruck, ich kenne keine Probleme mit zu hohen Cholesterinwerten, erhöhtem Blutfett oder erhöhter Harnsäure. Ich habe so manches Zipperlein – von der Allergie über Erkältung oder Stirnhöhlenentzündung – erfolgreich mit Eigenurin behandeln können. So manche Wunde wusch ich mit Urin aus. Sie heilte danach bestens. Die neueste Erfahrung machte ich nach einer Folgeoperation aufgrund eines schweren Unfalls. Hierbei waren mir Schrauben eingesetzt worden, die die gebrochenen Knochen zusammenhielten. Nun sollten sie nach zwei Jahren entfernt werden. Da ich pflasterallergisch war und man dies bei der Operation nicht beachtete, traten am zweiten Tag Komplikationen ein. Ich litt unter einem unerträglichen Juckreiz und mußte darauf bestehen, daß der Verband abgenommen wurde. Dabei riß man gleich ein gehöriges Stück Haut mit ab. Diese Stelle entzündete sich und fraß sich als Geschwür immer tiefer ein. Zunächst unternahmen die Ärzte gar nichts. Dann wollte man mir Kortison und Antibiotika verabreichen. Mit Vehemenz wehrte ich mich natürlich als Naturheilkundler dagegen. Ich gestattete aber eine Salbenbehandlung; doch damit wurde die Wunde immer schlimmer. Nach acht Tagen riß mir der Geduldsfaden. Ich verweigerte jegliche Behandlung seitens des Krankenhauses und begann jetzt, diese Stelle mit Eigenurin zu betupfen.

Dazu nahm ich Wasserstoffsuperoxyd und verschiedene homöopathische Mittel. Unter dieser Therapie wurde dann der Zustand sichtbar besser, auch zur großen Erleichterung der Ärzte. Eines Tages kam die Oberschwester. Sie flüsterte mir ins Ohr: »Stellen Sie sich vor, wir haben jetzt auf der Station auch Ihre Mittel.« Hört, hört, dachte ich nur, so bin ich hier wohl zum Vorreiter für andere Patienten geworden. Die Wunde wuchs zu, und nach vier Wochen war alles verschwunden. Können Sie verstehen, daß dieses Erlebnis meine Begeisterung für die Eigenharntherapie noch um etliches hat wachsen lassen?

Sie verstehen sicherlich jetzt meine Motivation für dieses Buch besser, nachdem ich Ihnen all diese Einzelheiten geschildert habe. Es würde mich freuen, wenn ich Ihnen damit klarmachen konnte, daß der Inhalt dieses Buch nicht »alter Wein in neuen Schläuchen« ist. Es ist erstmals der Versuch, das praktische Wissen um die Eigenharntherapie so zusammenzufassen und aufzubereiten, daß es jeder Laie zu seinem Wohl anwenden kann. Ich habe dieses Wissen bereichert mit eigenen Erfahrungen und neuen Therapieschritten. Ich danke an dieser Stelle Carmen Thomas, daß sie mit ihrem Buch *Ein ganz besonderer Saft – Urin* dem Schweigen über die Möglichkeiten der Behandlung mit Eigenharn ein Ende gesetzt hat. In der Öffentlichkeit ist durch diese theoretische Darstellung bekannt geworden, welche Rolle der Eigenharn nicht nur in der Medizin gespielt hat, sondern auch auf dem Gebiet der Färberei oder Gerberei,wie sich Wäscherinnen mit Eigenurin bei Gewebeerkrankungen heilten, um nur einige Gebiete zu nennen. Das durch Carmen Thomas' Buch geweckte Interesse soll hier nun gestärkt werden, indem mit diesem Buch der Theorie die Praxis an die Seite gestellt wird.

Niere und Blase – Quelle des Urins

In diesem Kapitel geht es um die Quelle des Eigenurins. Es ist immer gut zu wissen, woher der Stoff kommt, mit dem wir umgehen. Ich bin nicht so sicher, ob alle Leute, die sich täglich auf die Toilette setzen, um Urin abzulassen, wissen, woher er kommt und auf welch wunderbare Weise er entstanden ist.

Aber zunächst einmal eine ganz andere Frage vorweg. In der Umgangssprache spricht man ja auch vom Pissen, wenn man Urin absetzt. Haben Sie eine Vorstellung, woher dieser Ausdruck kommt? Er fand im dreizehnten Jahrhundert Eingang in den germanischen Sprachraum und ist romanischen Ursprungs. Pissen kennt man auch im Englischen als *piss*, im Niederländischen als *pissen*, im Französischen als *pisser*. Im Oberdeutschen wurde aus dem Pissen ein Brunzen.

Der Mensch *ist*, was er *ißt*. Er *ißt* auch, was er *ist*. Dieses Wortspiel läßt sich auch auf das Pissen übertragen, zumal der Mensch pißt, was er ißt, und manchmal auch ist, wie er pißt. Damit kämen wir zur Pißkultur, zu Pißgewohnheiten und Pißbenimm. Es gibt in der Homöopathie das Mittel *Natrium muriaticum*. Man verordnet es Menschen, die nicht urinieren können, wenn neben ihnen jemand steht. Eine übergroße Sensibilität und Schamhaftigkeit hindert sie daran. Es gibt demgegenüber Männer, die sich ungerührt an einer befahrenen Straße an den Baum zum Pissen stellen. Andere Menschen können nicht auf einer öffentlichen Toilette urinieren. Sie ist ihnen zu unrein.

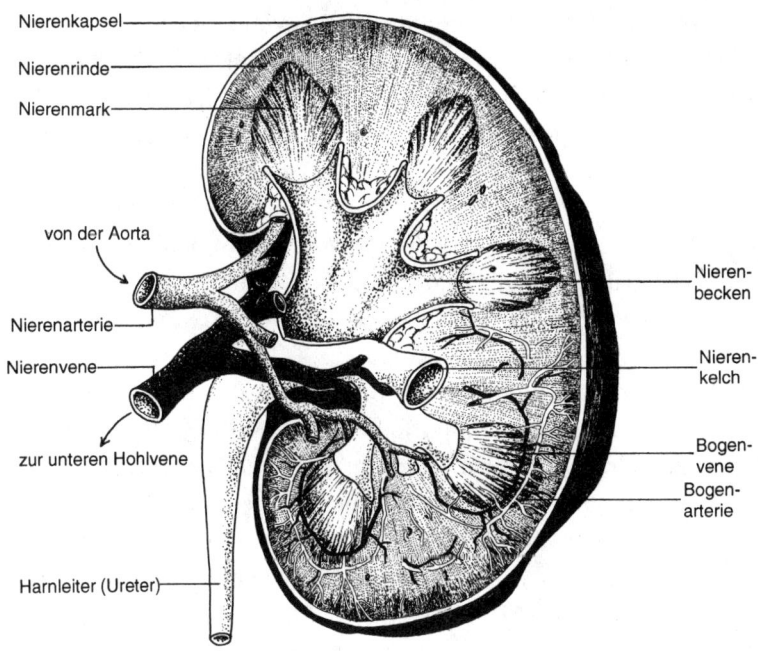

Nierenkapsel

Nierenrinde

Nierenmark

von der Aorta

Nierenarterie

Nierenvene

zur unteren Hohlvene

Harnleiter (Ureter)

Nieren-
becken

Nieren-
kelch

Bogen-
vene

Bogen-
arterie

Der anatomische Aufbau der Niere als Quelle des Urins.

Vom Pissen mit einem Sprung zum Pissoir, auch Toilette,
WC (von englisch: *water closet*) oder Klosett genannt. Hier
kommt dann das zutage, was vorher in der Niere entsteht,
dann in der Blase gespeichert wird. Wenn die Blase genügend voll ist, das ist beim Erwachsenen meistens bei etwa
drei Viertel Liter Inhalt der Fall, gibt die Wandspannung der
Blasenmuskulatur ein Signal. Das Gehirn registriert es. Der
Mensch geht auf die Toilette.
Die Nieren sind die Quelle des Urins; die Blase ist die Sam-
melstation. Die Nieren sind bohnen- oder bogenförmig, el-
liptisch, etwa elf Zentimeter lang, sechs Zentimeter breit
und vier Zentimeter dick. Sie wiegen beim Erwachsenen et-

wa 150–290 Gramm und liegen links und rechts der Wirbelsäule, ungefähr handbreit oberhalb vom hinteren Beckenrand. Sie haben die Aufgabe, Blutplasma abzufiltern und daraus den Harn zu bilden. Der Harn wird dann durch den Harnleiter zur Blase geschickt. Damit dienen Nieren und Blase der Ausscheidung von Stoffwechselschlacken. Außerdem erfüllen sie eine wichtige Aufgabe im Rahmen der Stabilisierung des Säure-Basen-Gleichgewichts, der Steuerung des Salz- und Wasserhaushalts und der Rückresorption von Nährstoffen. Um diese Aufgabe zu übernehmen, haben die Nieren einen Rinden- und einen Markteil. Rund eine Million Nephrone sind in ihnen beheimatet. Sie sind die kleinsten Bausteine der Nieren. In jedem Nephron finden wir ein arterielles Kapillarknäuel und Harnkanälchen, Tubulus genannt. Die Tubuli vereinigen sich zu Sammelröhren, die dann ins Nierenbecken münden. Von hier aus gelangt der Urin in den Harnleiter und fließt hinunter in die Blase.

Die Harnbereitung beginnt mit einem Filterprozeß in den Kapillarknäueln der Nierenkörper. Bei diesem Vorgang bleiben die Plasmaeiweiße im Blutplasma zurück. Alle anderen Plasmabestandteile rutschen mit dem filtrierten Wasser hinaus und bilden den Primärharn. Dieser Primärharn ist außerordentlich wichtig, wie wir noch sehen werden. Er passiert die Tubuli aus stoffwechselaktiven Epithelzellen, durchläuft die Henle-Schleifen des Nierenmarks. Während dieser Tubuluspassage wird durch eine parallele Aktion von Henle-Schleifen und Blutgefäßen aus dem Primärharn Sekundärharn.

Stellen Sie sich einmal vor, in Ihren relativ kleinen Nieren links und rechts der Wirbelsäule fließt jede Minute etwa ein Liter Blut hindurch. Aus dem durchfließenden Blut werden täglich 180 Liter Flüssigkeit filtriert. Das ist in etwa das Drei-

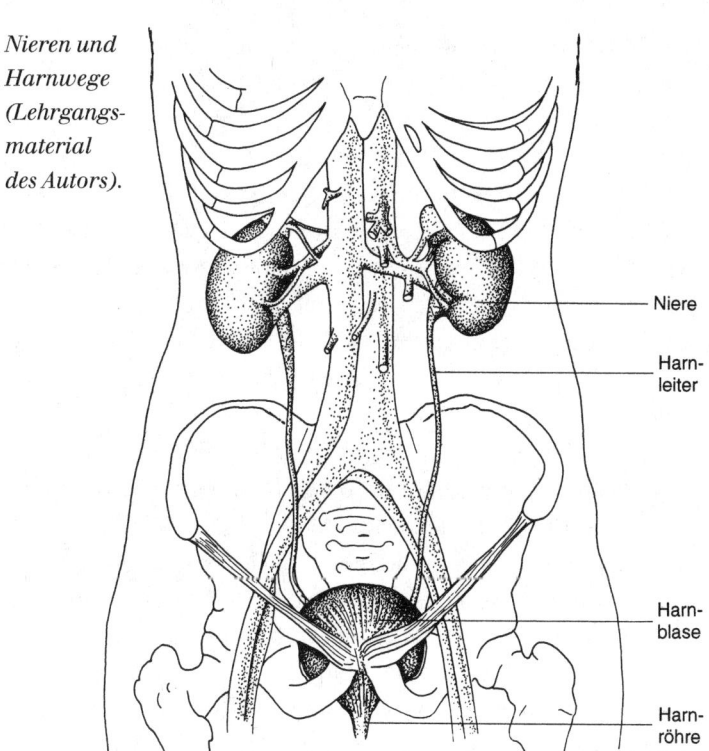

Niere

Harn-
leiter

Harn-
blase

Harn-
röhre

fache des gesamten Körperwassers. Aus diesen 180 Litern werden 150 Liter unter dem Einfluß des Hormons Adiuretin wieder aufgenommen und in einem weiteren Schritt nochmals weitere 28,5 Liter resorbiert. Zurück bleiben 1,5 Liter Urin oder 0,8 Prozent des filtrierten Wassers, befreit von Eiweiß, Zucker und Elektrolyten.

Durch beide Nieren passieren täglich in Mehrfachdurchgängen etwa 7,5 Kilo gelöstes Kochsalz, davon werden nur fünf Gramm ausgeschieden, der Rest wird unter dem Einfluß eines Nebennierenrindenhormons wieder aufgenommen.

In der Niere wird Harnstoff als Endprodukt des Eiweißstoffwechsels wieder resorbiert, ebenso die Glukose (Trauben-zucker). Fällt zuviel Traubenzucker an, weil der Patient zu »süß« gelebt hat oder zuckerkrank ist, wird die Nierenschwel-le überschritten. Im Urin haben wir dann den meßbaren Zucker. Der Urin schmeckt süßlich. Das ist ein ernstes Zei-chen, weil es auf Diabetes schließen läßt. Die Filtration in den Nieren erfaßt somit erhebliche Mengen von Flüssigkeit und von gelösten Stoffen. Sie holt Nährstoffe, Glukose und Aminosäuren zurück, bewahrt Elektrolyte wie Kalium da-vor, ganz ausgeschieden zu werden. Nur ein Teil geht hin-aus.

Und das trifft auch für Natrium zu. Die Wiederaufnahme von Eiweißstoffen und Mineralien aus dem Primärharn erfolgt durch ein Erkennungssystem. Jedes im Primärharn enthal-tene Eiweißkörperchen hat einen Code, der von diesem Sy-stem gelesen wird. Wenn er stimmt, öffnet sich die Schranke zum Zurückholen ins Blut. Man weiß, daß Urinmenge, Rück-resorption von Blutbestandteilen und ph-Wert voneinander abhängig sind. Nahrungs- und darmbakterienbestimmte H-Donatoren bestimmen diesen Urin-ph-Wert mit. So versteht man, daß Urin eigentlich nur Blut mit anderer Farbe ist und somit Spiegelbildfunktion hat.

Eine sehr wichtige Aufgabe erfüllen die Nieren im Rahmen der Aufrechterhaltung des Säure-Basen-Haushaltes. Das Blut muß einen ph-Wert von etwa 7,4 konstant halten. Da wir mit der Nahrung aber Säurebestandteile aufnehmen und mit verschiedenen anderen Faktoren den ph-Wert beeinflussen, müssen die Nieren dafür sorgen, daß fixierte Säuren ausge-schieden werden.

Eine dritte Aufgabe der Nieren ist die Bewahrung des nor-malen osmotischen Drucks im Blutplasma. Der osmotische Druck ist wichtig für den innerkörperlichen Flüssigkeitsaus-

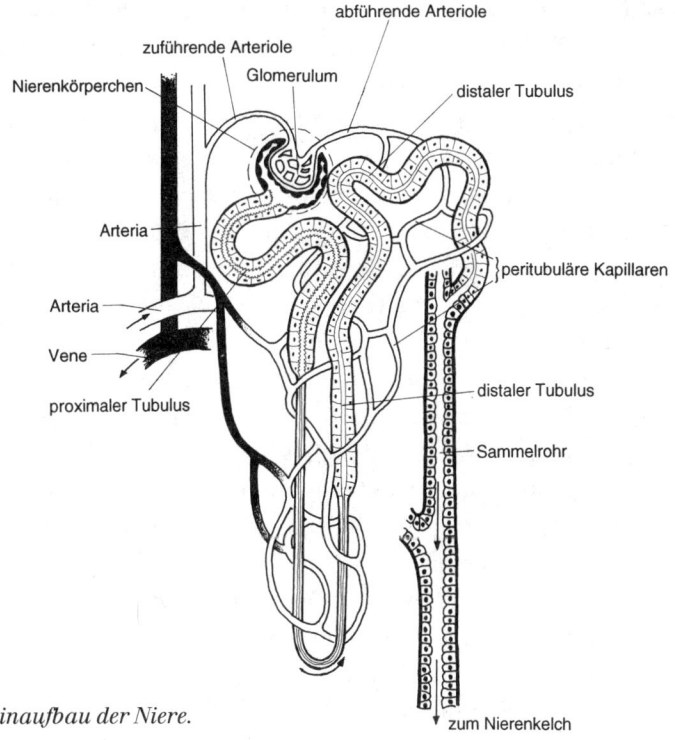

zuführende Arteriole

abführende Arteriole

Nierenkörperchen

Glomerulum

distaler Tubulus

Arteria

peritubuläre Kapillaren

Arteria

Vene

proximaler Tubulus

distaler Tubulus

Sammelrohr

Feinaufbau der Niere.

zum Nierenkelch

tausch. Bei einem erhöhten osmotischen Druck, zum Beispiel im Durstzustand, wird eine kleine Menge konzentrierten, dunkelfarbenen Urins gebildet und ausgeschieden. Bei Senkung des osmotischen Drucks wird Flüssigkeit ausgeschieden; wir bekommen einen hellfarbenen, klaren Urin. Sind die Nieren nicht ein Wunderwerk der Natur?

Die Wasserzufuhr für den Organismus wird durch das Durstgefühl bestimmt. Dabei kommt den Osmorezeptoren im Hypothalamus des Gehirns entscheidende Bedeutung zu. Der Körper reagiert zum einen auf die Wandspannung des Magens durch das getrunkene Wasser, zum anderen auch auf die Schlucke, die erforderlich sind, dieses Wasser durch den Rachen passieren zu lassen. Diese Informationen werden dann im Hypothalamus verarbeitet. Im Sinne einer kybernetischen Regulation werden so Flüssigkeitsaufnahme, Flüssigkeitsabgabe, Filtration und Resorption abgestimmt.

Ich bin sicher, es ist Ihnen beim Lesen der Zeilen klargeworden, welch wichtige Rolle Niere und Blase mit der Urinbereitung beziehungsweise Urinspeicherung sowie der Urin selbst in unserem Leben spielen. Ich hoffe, es ist Ihnen auch klargeworden, wie umgekehrt das Spiegelbild »Urin« diese hier genannten Prozesse in der Niere selbst als Heilmittel anstoßen und damit lebenswichtige Vorgänge im Körper anregen kann. Wenn man sich dies vor Augen hält, weiß man, welches Juwel uns mit der Eigenharntherapie zur Verfügung steht. Daran vermögen auch die Unkenrufe vieler Gegner nichts zu ändern. Sie sagen, Urintrinken sei gefährlich, weil man damit Bakterien zu sich nehmen könnte oder Stoffwechselprodukte, die dem Körper nicht zuträglich sind.

Im ersteren Fall frage ich Sie, wieso Urintrinken uns schaden kann, wenn tatsächlich ein paar Bakterien darin sind. Diese Bakterien kommen aus unserem Körper, wo sie stumme Hausbewohner waren und in den wenigsten Fällen nur Symptome auslösten. Im zweiten Fall frage ich Sie, wieso Stoffwechselschlacken uns beim Urintrinken schaden können, wenn sie sowieso im Urin sind. In beiden Fällen stellen sie Bestandteile unseres Biochemismus dar. Wenn sie an einer Stelle nicht geschadet haben, tun sie es an anderer Stelle auch nicht. Sie aktivieren als Bestandteile des Urins in Form von Nosodenwirkung eher Ausscheidung und Abwehr, wenn mit Urin therapiert wird. Niemand würde doch Urin trinken, wenn er massive Symptome im Bereich des Urogenitalsystems (Harn- und Geschlechtsorgane) hätte. Soviel gesunden Menschenverstand wird jeder besitzen, seinen Urin nicht zu sich zu nehmen, wenn der Urin voller Eiter ist, wenn die Blase brennt und schmerzt, wenn er hohes Fieber hat. In dem Fall kann man aber den Urin potenzieren und ihn als homöopathische Potenz (D 6 oder D 8) ohne weiteres einnehmen. So würde man einen sehr milden Reiz setzen, der die Heilkraft des Körpers langsam und behutsam im Sinne einer Umkehrwirkung aktiviert. Irgendwann wird man nach der Genesung dann vielleicht aufgrund der positiven Erfahrung auch bereit sein, den normalen Urin zu trinken, wenn ein Leiden quält.

Zu guter Letzt noch ein paar bemerkenswerte Fakten: Haben Sie gewußt, daß die Niere täglich etwa dreihundertmal die Gesamtmenge des menschliches Blutes filtert? Unsere Blutmenge im Körper beträgt zwischen fünf und sieben Liter. Die Filtrationsmenge, aus der sich im Endeffekt anderthalb bis zwei Liter Sekundärharn ergeben, entsteht somit aus 1500–2000 Liter Blutplasma in vierundzwanzig Stunden. Das entspricht ca. dem Inhalt von 100 bis 170 Wassereimern oder von 10 bis 16 Badewannen. Ein ganz schönes Stück Arbeit, nicht wahr? Und das jeden Tag, jede Woche, jeden Monat, alle Jahre Ihres Lebens!

Haben Sie gewußt, daß bei dieser Filtration ein Hormon eine Rolle spielt, das im Herzmuskel hergestellt wird? Die Chinesen haben immer schon gesagt, daß Niere und Herz zusammenarbeiten. Die moderne Wissenschaft hat dieses jahrtausendealte Wissen jetzt bestätigt. Für Sie ergibt sich daraus als interessante Erkenntnis, daß Ihre Eigenharntherapie über diese Hormonschiene auch etwas für Ihr Herz tut.

Gesunder Harn sollte ein spezifisches Gewicht zwischen 1,01 und 1,025 haben. Multipliziert man die Zahlen nach dem Komma beim Erwachsenen mit dem Faktor 2,6, erhält man das Trockengewicht des Urins. Das sind bei einem spezifischen Gewicht von 1,010 also 26 mg/Tag Festbestandteile. Im Laufe des Tages schwankt der Urin zwischen einem ph-Wert von 7–5. Der Wert 5 ist dabei zu sauer, es sei denn, es handelt sich um den Morgenurin. Je niedriger die Zahl des Urin-ph-Wertes ist, je mehr Säurebestandteile widerspiegelt er. Daher sind Sie bei wiederholtem Auftreten von saurem Urin aufgefordert, sich Gedanken über die richtige Ernährung, Trinkmenge und Lebensführung zu machen. Zuviel Säure im Körperlichen macht auch sauer im Seelischen! Der Geschmack des Urins wird dann salzig und bitter. Besonders der Morgenurin hat diese Geschmacksmerkmale. Ich sagte es schon: Schmeckt der Urin süß, sollten die Alarmglocken klingeln, denn das ist ein Warnzeichen für einen möglicherweise vorliegenden Diabetes. Klären Sie diese Frage mit Ihrem Behandler. Wenn Sie den Urin mit einem Indikatorpapier prüfen, ist er morgens saurer als abends. Er sollte aber nicht unter ph 5 sinken und abends zwischen ph 7 bis 7,5 liegen.

Und noch eins: Die Chinesen sagen, die Niere habe mit Mut zu tun und sei Sitz der Körper- und Sexualenergie. Deswegen macht man unter Panik oder Schock vor Angst die Hose voll, und deswegen behandeln die Akupunkteure die Niere, um Tatkraft und Sexualenergie zu stärken. Auch Eigenharntrinken stärkt diese Bereiche.

Nun kennen Sie die Geheimnisse des Urins. Sie haben erfahren, mit wieviel Raffinesse aus einer Riesenmenge Flüssigkeit eine vergleichsweise winzige Menge Urin entsteht, und mit wie vielen Nebenschritten diese Urinproduktion verwoben ist. Ein feines Netzwerk arbeitet hier mit dem einen Ziel, mitzuhelfen, das innere Gleichgewicht des Kraftwerks »Mensch« zu erhalten. Theoretisch wissen Sie nun auch, daß

Sie mit Eigenharntherapie in dieses Funktionssystem therapeutisch eingreifen, es trainieren, regulieren, die Adaption
und Reaktion im Nieren-Blasen-Bereich verbessern können.
Wenn das nicht ein Grund ist, sich ab sofort der Eigenharntherapie zuzuwenden!

Grundsätzliches
zur Eigenharntherapie

Hand aufs Herz: Angenommen, Sie hätten noch niemals etwas von einer Therapie gehört, die den reinen Eigenurin zu Heilzwecken nutzt; Sie würden plötzlich mit dieser Eigenharntherapie konfrontiert; bei einer schweren Erkrankung rät Ihnen jemand wohlmeinend, doch Ihren eigenen Urin als Medikament anzuwenden und ihn zunächst zu trinken – wie würden Sie da reagieren? Würden Sie hoffnungsvoll sofort zugreifen oder sich zunächst voller Ekel abwenden?

Wie immer Sie auch reagieren würden, wir wollen hier nun konkret in die Eigenharntherapie einsteigen. Ich hatte schon im Vorwort oft geäußerte Vorbehalte gegenüber einer Eigenharnbehandlung kurz gestreift. Auch in den anderen Kapiteln klingt dieses Thema immer wieder an und wird von den verschiedensten Seiten beleuchtet. Meiner Ansicht nach öffnet erst die gründliche Diskussion des psychologischen Umfeldes der Eigenharntherapie den Weg zur Anwendung dieser Methode. Deswegen wird sich diese Diskussion wie ein roter Faden durch das Buch ziehen. Wo Ablehnung und Vorurteile kommentarlos hingenommen werden, da bewegt sich nichts. Nur die konstruktive Auseinandersetzung vermag psychische Barrieren abzubauen, Augen und Ohren für andere Betrachtungsweisen zu öffnen. Auch wenn Sie im folgenden immer wieder damit konfrontiert werden und seufzen, weil Sie das nun doch schon mal gelesen haben, sehen Sie es einmal aus dieser Sicht. Für mich ist und bleibt es der

Weg, um Terrain für die Eigenharntherapie zu gewinnen. Weg vom Kontra durch wiederholtes Pro. Frischer Wind bringt auch verrostete Windmühlen wieder zum Drehen.

Ich bin mir darüber im klaren, daß es nicht einfach ist, sich so ohne weiteres und spontan mit der Eigenharntherapie zu arrangieren. Die Ablehnung gegenüber dem Heilmittel Urin ist schließlich oft tief verwurzelt und in weiten Teilen der Bevölkerung gang und gäbe. Das sollte uns im Hinblick auf Erziehung und Hygienevorstellung auch nicht wundern. Aber interessant wäre es doch, sich eingehendere Gedanken über die Gründe zu machen, die uns zu dieser ablehnenden Haltung führen. Ich kenne solche spontanen Abwehrreaktionen aus meiner über zwanzigjährigen Erfahrung als Heilpraktiker. Fast bin ich sicher, daß zudem vielen Leserinnen und Lesern diese Therapie bisher nicht bekannt war und mancher bei meiner Frage genauso die Flucht ergriffen hätte.

Punkt 1: Stechen wir dazu dieses Faß voller Ablehnung an, und studieren wir genauer all die zutage tretenden Gründe, die uns zu dieser Ablehnung führen. Gehen wir mit geschärftem Blick und kritischem Verstand an die Sache heran, und unterscheiden wir diese Gründe danach, ob sie emotional und rational begründet sind. Sie werden dabei feststellen: Die meisten Gründe sind primär emotional bedingt. Diese emotionalen Gründe haben mit dem Unterbewußtsein zu tun. Sie sind meistens zurückzuführen auf anerzogene Denkmuster, auf die in der Vergangenheit geprägten Vorstellungen von Sauberkeit und Hygiene, auf Regeln des Anstands, des guten Benehmens, auf Sitten, Gebräuche und Verhaltensnormen. Das ist schon eine gewaltige Summe von Einflüssen, die uns prägt, nicht wahr? Sie bildet die Grundlage von Meinungen, Einstellungen und von

Vorurteilen über Andersartiges, Unkonventionelles, Besonderes. Waggerl sagte: »Das Vorurteil ist die hochnäsige Empfangsdame im Vorzimmer der Vernunft.« Und ich füge hinzu, das Vorurteil ist ein Floß, an das sich der schiffbrüchige Kleingeist klammert in der Illusion, damit Flagge zeigen zu können. Was kann bei solchem Vorurteil schon herauskommen? Ein Vorurteil weist Sie auf eine spontane, gefühlsmäßige Reaktion hin. Bevor Sie überhaupt Ihren Verstand in Gang setzen können, ist schon das Urteil gefällt. Wenn wir jedoch für uns in Anspruch nehmen wollen, die Krone der Schöpfung zu sein, dann sollten wir auch das einsetzen, was uns als Krone der Schöpfung auszeichnet: den Verstand. Erst denken, dann handeln! Der Verstand macht uns, wenn wir ihn auch wirklich gebrauchen, zu eigenständigen, vernunftbegabten Wesen, die zu Kritik, sachbezogener Beurteilung, vernünftigen Verhaltensweisen befähigt sind. Eine ablehnende Reaktion sollte erst nach eingehender, ausführlicher Information kommen. Verstand und Bewußtsein äußern sich darin, daß man *erst* denkt und *dann* handelt.

Damit wären wir wieder bei der Therapie mit Eigenurin. Auch sie hat Anspruch darauf, daß man sich mit ihr in dieser Weise erst einmal ernsthaft und offen auseinandersetzt. Sie hat Anspruch darauf, an Fakten gemessen zu werden, hinter die alle Emotionen zurückzutreten haben. Dann filtern sich Argumente heraus. Dazu zählt die schon erwähnte Tatsache, daß Urin über Jahrtausende hinweg als Heilmittel gebraucht wird. Dann stellt man verwundert fest, daß selbst die Errungenschaften der modernen Medizin nicht ausreichten, den Eigenurin aus der Krankenbehandlung zu verbannen. Jeder Skeptiker muß sich doch angesichts dieser Tatsachen sagen, was sich so lange und so hartnäckig hält, kann keine Fata Morgana sein. Es muß auf festen Füßen stehen. Was so lange seinen Platz behaupten kann neben einer Vielzahl von allopathischen, phytotherapeutischen und homöopathischen Medikamenten, muß etwas in sich tragen, mit dem es sich zu beschäftigen lohnt. Seine spezielle Heilkraft kann ganz offensichtlich durch die vielen anderen Medikamente und Heilmethoden nicht ersetzt werden. Das sind Worte und Urteile, die Gewicht in die Waagschale »pro Urintherapie« bringen.

Punkt 2: Wir stoßen beim Sammeln rational fundierter Gründe auf die Tatsache, daß der Urin über Jahrtausende als *diagnostisches* Hilfsmittel verwendet wurde. Wenn er sich in Farbe, Geruch, spezifischem Gewicht und Zusammensetzung im Gesundheitszustand bei Belastung und entsprechend der Krankheitszustände im Körper ändert, dann gibt das zu denken. Ein indischer Arzt sagte mir, daß es in der traditionellen Ajurveda-Medizin sogar über sechzig verschiedene diagnostisch verwertbare Harnbilder gibt, unterschieden nach Geruch, Farbe, Aufschäumung und so weiter. Die logische Schlußfolgerung daraus bedeutet doch, daß er eine Spiegelbildfunktion besitzt. In ihm spiegeln sich offensichtlich die biochemischen Veränderungen des Körpers, sein physiologischer und pathologischer Zustand. Der Urin entspricht also haargenau allen Veränderungen im Körper. Er kann somit nach dem Plus-minus-Prinzip einerseits als Indikation und darüber hinaus als Regulator fungieren, wenn man ihn als Medikament einsetzt. Wie heißt es doch so schön? Die großen Wahrheiten sind einfach! Kein anderes Medikament ist in der Lage, diese Deckungsgleichheit zu erreichen. Urin ist der Schlüssel zum Schloß. Man kann die entscheidende Tür öffnen und einen Schritt weiter in Richtung Gesundheit tun. Jedes andere Medikament deckt immer nur einen Teilaspekt der krankhaften Zustände ab, hat immer nur eine »Schrotschußfunktion«: Irgendeine Kugel aus der Schrotpatrone trifft schon irgend etwas. Beim Eigenharn wird hingegen mit *einer* einzigen Kugel ins Schwarze getroffen.

Zugegeben, man kann zwar eine annähernde Deckungsgleichheit auch mit anderen Mitteln erreichen, zum Beispiel mit homöopathischen Potenzen. Dazu muß man aber mit Akribie das Arzneimittelbild des Medikaments mit den Symptomen der Erkrankung möglichst deckungsgleich in Übereinstimmung bringen. Oft bleiben dabei Freiräume, die diese Übereinstimmung nicht in idealer Weise erreichen lassen. Ich hatte an anderer Stelle schon einmal diese Deckungsgleichheit erwähnt, aber hier ergibt sich im Vergleich zur Homöopathie noch ein besonderer Aspekt.

An dieser Stelle sei noch eine kleine Geschichte eingefügt: Als ich noch ein kleiner Junge in kurzen Hosen war, haben mir meine Großeltern oft von einem Bauern erzählt, der irgendwo in einem kleinen Dorf der Wesermarsch gelebt hatte. Er verfügte über eine wunderbare Begabung: Er konnte Krankheiten aus dem Urin lesen. Dazu goß er den mitgebrachten Urin in ein altes Marmeladenglas, hielt es gegen das Tageslicht und studierte den Inhalt lange und intensiv. Wenn er fertig war, erzählte er dem Patienten in deftigem Plattdeutsch, was er gefunden hatte. Dann kritzelte er auf ein Papier die Namen von einigen Hausmitteln und gab den Zettel dem Patienten. »Und wenn du es ganz gut machen willst, trinke zusätzlich deinen Urin!« meinte er dann. Das Wundersamste aber war, daß viele Kranke gar nicht zu ihm hinfuhren, sondern ihren Urin mit der Post schickten. Auch sie bekamen ihr Rezept – und die Zusatzempfehlung. Der Bauer muß gute Erfolge gehabt haben, denn auch weit entfernt lebende Menschen konsultierten ihn. Zeitungen, Fernsehen, Radios und Illustrierte waren damals aber noch nicht so verbreitet bzw. es gab sie noch gar nicht. Es war also nur die Mundpropaganda, die ihn bekannt machte. Man nannte ihn übrigens den Urinbauern.

Punkt 3: Wir stoßen auf die Tatsache, daß Körpersekrete seit Jahrtausenden für die Therapie verwendet worden sind. Neben dem Eigenurin setzt man in der Naturheilkunde Kot, Fußschweiß und anderen Schweiß, Menstruationsblut, Nasensekret, Gallensaft, Tränen, Lymphe, Blut, Speichel, Lungensekret, Aufbereitungen aus Körpergeweben, Haaren und Nägeln ein. Diese Substrate weisen mit unterschiedlichen Zielrichtungen Deckungsgleichheit auf, das heißt, sie wirken immer in erster Linie in dem Bereich, in dem sie entstanden sind. Nasensekret säubert also die Nase. Kot wirkt auf den Darm. Wenn all diese Substrate wirksam sind, dann muß das im Umkehrschluß selbstverständlich auch für den Urin zutreffen – aus dem ganz einfachen Grund, weil er ebenfalls im Körper entstanden ist.

Punkt 4: Man stößt bei der Beschäftigung mit der Eigenharntherapie und letztlich allgemein bei der Beschäftigung mit der Naturheilkunde immer wieder auf die Nosodentherapie. Das Wort »Nosode« leitet sich von dem griechischen Wort *nosos* ab und bedeutet »Krankheit«. Es handelt sich um ein sehr altes Heilverfahren, über das schon Hippokrates geschrieben hat. Es liegen ebenso Niederschriften aus dem fünfzehnten und sechzehnten Jahrhundert über die Nosodentherapie vor.
Die Nosodentherapie verwendet Heilmittel aus Krankheitsstoffen, zum Beispiel Nasensekret mit Bakterien oder Eiter.

So gibt es beispielsweise eine Nosode *Eiter,* die durch Potenzieren aus Eiter als homöopathische Aufbereitung hergestellt wird. Sie erfüllt damit das homöopathische Prinzip »Heile Ähnliches durch Ähnliches« *(similia similibus curentur).* Man würde es als *Eiter D 6* verabreichen können. *Eiter D 6* leitet Krankheitsgifte von Eiterherden aus dem Körper heraus – bei Akutbehandlungen und bei Nachbehandlungen. Ich helfe dem Körper durch die Nosode, mit der Krankheit und auch mit Krankheitsrückständen fertigzuwerden.

Doch zurück zum Eigenharn. Das gleiche Prinzip funktioniert nämlich auch bei der Eigenharntherapie. Der Körper entwickelt ja durch das eigene Abwehrsystem Gegenmittel gegen akute Krankheitsprozesse. Diese körpereigenen Gegenmittel sind im Eigenurin enthalten, und das in vielfältiger Weise. Diese Bestandteile werden im Urin ausgeschieden. Indem ich den Urin dem Körper wieder zuführe, werden ihm auch erneut diese Gegenmittel beziehungsweise die natürlichen Bestandteile zur Verfügung gestellt. Sie wirken dann dort als Schlüssel, wo ein Schloß zu öffnen ist, d. h. im ganzen Körper. Im Urin sind natürlich auch Toxine aus Krankheitsprozessen des ganzen Körpers als Nosoden enthalten, die dann beim Trinken nosodisch die Körperabwehr anregen.

Jetzt sehe ich förmlich schon die mahnenden Zeigefinger der Experten aus der Naturheilkunde. Sie haben recht. Ich weiß, daß ich bei diesem Vergleich nicht ganz korrekt vorgegangen bin. Die Eigenharntherapie stimmt nicht exakt mit der Homöopathie oder mit der Nosodentherapie überein. Nosodenmittel oder homöopathische Mittel sind ja nach dem Verschüttelungsprinzip potenziert oder, stark vereinfacht gesagt, verdünnt. Die Krankheitsstoffe werden durch dieses Potenzieren *energetisch* aufbereitet. Dies ist beim Eigenurin selbstverständlich nicht der Fall. Dort wird in der Regel

ja die Urtinktur »Eigenurin« in unverdünntem, nicht poten-
ziertem Zustand dem Körper wieder zugeführt. So, wie der
Urin entnommen wurde, ohne Zusatz von Medikamenten,
nur entsprechend desinfiziert, wird er als Heilmittel verwendet.

Punkt 5: Eigentlich ist die Eigenharntherapie eine Isothera-
pie. »Iso« bedeutet »gleich«. »Gleich« ist hier mit »körperei-
gen« zu übersetzen. Collet schrieb darüber im Jahre 1898. Er
potenzierte Bronchialschleim und Tränenflüssigkeit und behandelte damit erfolgreich Patienten. »Gleich« ist auch der
Eigenurin, nur eben nicht homöopathisiert. Doch in dem Kapitel über die Anwendungsarten finden Sie unter anderem
die Aufbereitung des Eigenurins zu einer homöopathischen
Potenz.
Also haben wir auch hier die Potenzierung des Urins und
damit die Herstellung eines homöopathischen Eigenurin-
mittels mit den energetisch aufbereiteten Krankheitstoxinen
als Nosode, mit dem Urin selbst als isotherapeutisches Mittel. Damit wird auch das Umkehrprinzip genutzt. Es hat eine
ganz andere Wirkung als Urin pur. Der erfahrene Eigenharntherapeut kennt die Unterschiede und nutzt die Chan-
cen, mit unterschiedlichen Mitteln und auf unterschiedli-
chem Weg die Krankheit anzugehen. Die homöopathische
Aufbereitung des Eigenurins ist aber nur *eine* Anwendungsmöglichkeit, die eigentlich etwas im Hintergrund steht. Sie
soll der Vollständigkeit halber hier angesprochen werden.
Festzustellen bleibt somit: Die Eigenharntherapie ist Nosodentherapie von den Beimengungen im Urin her, ist Isopathie (von *ison* = dasselbe) als Urin und Körpersubstrat selbst.
Sie ist ganzheitlich, biologisch, naturheilkundlich. Damit
kann man als Therapeut auch durchaus Urin pur zusammen

mit Urin homöopathisiert einsetzen. Urin pur wirkt dabei mehr im materiellen, Urin homöopathisch mehr im energetischen Bereich.

Punkt 6: Es ist eine wissenschaftlich gesicherte Erkenntnis, daß jede Krankheit ihren eigenen Biochemismus schafft. Dieser spezielle Biochemismus spiegelt sich, wie bereits vorher gesagt, auch im Urin wider. Es ist ebenso eine gesicherte Erkenntnis, daß jede Gefühlsregung und jeder Gedanke einen eigenen Biochemismus im Körper produziert. Diese Erkenntnisse verdanken wir einer neuen Wissenschaft, nämlich der Psychoneuroimmunologie. Auch der Biochemismus spiegelt sich aufgrund psychischer Faktoren also im Urin wider. Wer sich eine Urintrinkkur verordnet, bekommt jeden Tag mit dem Eigenurin das jeweils in diesem Augenblick dem Körper am besten biochemisch zuträgliche Heilmittel, den besten Seelentröster. Es gibt also keine bessere Therapie, um so ideal passend die momentane Situation im Körper zu regulieren.

Mit modernen Methoden hat man inzwischen die Bestandteile des Eigenurins analysiert. Im Eigenharn sind demnach unter anderem enthalten:

Hormone
– Nebennierenrindenhormone, Kortikoide
  Wichtig für den Kohlenhydratstoffwechsel und Mineralhaushalt des Körpers, gegen Allergien und Entzündungsprozesse.
– Aldosteron
  Reguliert die Steuerung des Kalziums, Kaliums, Natriums und Phosphors im Körper; es nimmt dazu Einfluß auf den Wasserhaushalt.

- Weiter wurden nachgewiesen: Östrogen, Gestagen, Testosteron, Choriongonadotropin während der Schwangerschaft, Vasopressin (wichtig für die Wasserausscheidung), Oxytozin, Nebenschilddrüsenhormon, Katecholamine, Renin (beide wichtig für den Blutdruck), Padutin (Gewebehormon zur Durchblutungsverbesserung). Schon die alten Ägypter wußten um diese Zusammenhänge und verwandten Schwangerenurin wegen des höheren Hormongehalts zur Wachstumsförderung von Getreide.

Mineralstoffe
- Kalzium
  Wichtig für den Knochenaufbau, für die Nervenfunktion und Herzleistung.
  Kalium
  Wichtig für den Wasserhaushalt des Körpers, für die Nervenfunktion, Muskel- und Herzfunktion.
- Magnesium
  Beruhigt, wichtig für die Enzymbildung, für die Nerven-/Muskelfunktion, für den Kohlenhydratstoffwechsel.
- Phosphor
  Wichtig für den Säure-Basen-Haushalt, für die Steuerung der Nährstoffaufnahme und für die Körperenergie.
- Natriumchlorid (Kochsalz)
  Wichtig unter anderem für den Flüssigkeitshaushalt.
- Bromide und Fluoride
  In Spurenelementen enthalten.

Vitalstoffe
- Eisen
  Wichtiger Blutbestandteil für Sauerstoffversorgung und Enzymaktivität.

- Jod

Wichtig für die Schilddrüse.

- Schwefel

Wichtig für die Zellfunktion und Gelenkfunktion.

- Zink

Wichtig für die Wundheilung, für die Körperabwehr, für den Zuckerhaushalt, für die Prostata, für die Haut, für die Steuerung des Alterungsprozesses, für das Nervensystem.

Vitamine

- Vitamin C
- Vitamin-B-Gruppe

Vitamine sind wichtige Vitalstoffe, die als Induktoren für die unterschiedlichsten Funktionen des Körpers maßgebend sind.

Aminosäuren

Wichtige Eiweißbausteine für den Körper.

Zucker (Glucose)

Als Energiebaustein wichtig für die Körperabwehr.

Enzyme

Wichtige Aktivatoren im Körper.

Amylase

Stoffwechselaktivator, auch ein Enzym.

Urokinase

Wichtiges Enzym zur Regulierung der Blutgerinnung und Erweiterung der Arterien.

Immunmodulierende Stoffe

Greifen in den Abwehrmechanismus ein. Dabei erfüllt beispielsweise das Antineoplastin eine wichtige Funktion, indem es das Wachstum von Krebszellen verhindert. Professor Abderhalden stellte im Urin Fermente fest, die Hinweise auf gestörte Organfunktionen gaben. Schattenfroh wies Anfang des Jahrhunderts Antigene im Urin nach. Ebenso sind Antikörper enthalten, z. B. IgE, bei Gefäßpermeabilität im Harnwegsbereich auch IgM gegen Harnbakterien sowie IgA für Schleimhäute. Studien vom Rockefeller-Institut New York konnten Antikörper gegen Salmonellen, Diphtherie, Tetanus und Polio im Urin Kranker nachweisen. Turner, Rowe von der Universität Birmingham wiesen eine reduzierte Menge Antikörper auch im gesunden Urin nach.

Interleukin 1

Erfüllt wichtige Aufgaben im Rahmen der Körperabwehr. Darüber hinaus wirkt es im Gehirn und sorgt dafür, daß bestimmte Proteine reguliert werden. Es wirkt auch auf den Hypothalamus.

Methylglyoxal

Kann Krebszellen angreifen.

Andere Stoffe

– Allantoin
  Wirkt wundreinigend, wundheilend.
– Glucuronsäure
  Steuert wichtige Ausscheidungsvorgänge, reguliert die Körperabwehr für Leberfunktion, schenkt Energie.
– Purinsäure
  Greift in die Nierenfunktion ein, reguliert die Ausscheidung.

- Kreatin
  Wirkt als Energiestimulator. Kreatinin im Urin ist die dazugehörige Abbauform und von Natur aus stark basisch.
- Harnstoff
  Ein Stoffwechselprodukt aus der Leber. Dr. W. Raab schreibt dem Harnstoff in der Zeitschrift *Hautarzt* Suppl. XI, 40, 1989, in der modernen Dermatologie eine zweifache Rolle zu. Erstens wirkt Harnstoff wasserbindend, hornhautauflösend (wichtig bei zu starker Verhornung der Haut), schuppenlösend, juckreizstillend und antimikrobiell (erregerabtötend). Zweitens beugt Harnstoff durch seine wasserbindende Wirkung der Altershaut und Faltenbildung vor. Er trägt Feuchtigkeit in die Haut, wirkt penetrationsverbessernd, reduziert überschießende Zellteilung und verbessert die Aufnahme verschiedener Medikamente und Nährstoffe in die Haut.
- Harnsäure
  Endprodukt des Stoffwechsels.
- Bicarbonat
  Stoffwechselmediator.
- Weitere Urinbestandteile:
  Nitrate, Borax, Arsen, Quecksilber, Blei, Aluminium, Cadmium, Chrom, Kobalt, Nickel, Titan, Zinn, Wismut.

Das war schon fast eine Universitätsvorlesung für Sie. Damit soll es aber auch genug sein. Ich will Sie nicht weiter mit der Aufzählung von Harnbestandteilen strapazieren. Obige Liste soll Ihnen lediglich vor Augen führen, wie breitgefächert die Urinbestandteile sind. Damit bekommen Sie einen Überblick, wie viele wichtige Wirkstoffe der Urin enthält. Ich habe insgesamt über sechzig gezählt. Dennoch bin ich mir nicht sicher, daß ich damit alle Urinbestandteile erfaßt habe.

Wer Urin trinkt, stößt mit diesen rund sechzig Bestandteilen jeweils auf den passenden Schaltknopf im Körper und aktiviert damit Regelkreise. Jeder Regelkreis ist wiederum zahnradartig mit anderen verbunden. Beginnt der eine Regelkreis sich zu drehen, dreht er den anderen gleich mit. Dieser dreht wieder andere. Ein wahres Feuerwerk setzt sich in Ihrem Körper in Gang, wenn Sie Schluck für Schluck Ihren Eigenurin zu sich nehmen. Vom Hormonsystem über Körperabwehr, Stoffwechsel, Leber, Galle, Niere, über Durchblutung, Ausscheidungsvorgänge, Mineral-/ Eiweiß-/ Zuckerhaushalt, Energiegewinnung, alles reagiert auf den Urin als Heilmittel, wenn Sie ihn trinken oder anderweitig zugeführt bekommen. Eine sanfte, aber sehr breit wirkende Methode – das ist die Eigenharntherapie.

Können Sie sich vorstellen, daß Sie damit einiges zu Ihrem Wohl tun? Ich könnte es schon. Die Kette von Reaktionen nach dem Urinschlückchen erinnert mich an die Geschichte vom armen und verlassenen Knaben Omun. Er erbat von den Göttern ein Elixier, um klug, gesund und mächtig zu werden. Nachdem er wieder und wieder die Götter angerufen hatte, erschien eines Tages eine wunderschöne Lichtgestalt. Sie bot ihm lächelnd einen goldenen Kelch an und hieß ihn, den Inhalt zu trinken. Erschrocken über diese göttliche Erscheinung wich Omun zurück, und fragte: »Was ist das, was ich da trinken soll?«

»Es ist das Elixier, nach dem du gerufen hast, Omun«, sprach die Göttin. »Es ist ein Elixier aus Tautropfen einer Orchidee, aus dem Urin einer Jungfrau, aus dem Schweiß eines Landarbeiters, dem Kot eines Tigers, dem Staub des Ackers, dem Honig der Biene, dem Eiter einer Wunde, dem Speichel eines Spötters und dem Regentropfen des Himmels. Mit ihnen bewegst du alle Kräfte der Schöpfung, wenn du sie als Perlen des Lebens erkannt hast. Es sind die Perlen, an denen die meisten so achtlos vorübergehen. Fange mit dem Kleinen und Unscheinbaren wie diesem Elixier an, wenn du das Große begreifen und bekommen willst. Dazu mußt du mit dem Herzen trinken, statt mit der Zunge zu schlürfen, mit der Seele lauschen, statt mit den Ohren Lärm aufzunehmen, mit dem Geist sehen, statt mit den Augen Tand in dich hineinzuziehen. So empfange diesen Becher. So nimm es auf, das Elixier. Dann wird Krankheit zu Gesundheit, das Unglück zur Chance, Wissen zu Weisheit, Dunkelheit zu Licht.«

Omun trank das Elixier. Es schmeckte herrlich. Als er den Kelch geleert hatte, verschwand das Lichtwesen. Ob Omun daraufhin wohl glücklich wurde, mächtig und klug? Jeder möge sich dazu seine eigenen Gedanken machen.

Kommen wir wieder zum Urin pur zurück. Es erhebt sich natürlich die Frage, wo die Eigenharntherapie im Hinblick auf andere Körpersubstrate steht. Nach der Erkenntnis der Erfahrungsheilkunde entfaltet oder bewirkt die verabreichte Nosode beziehungsweise das Isomittel immer dort die Hauptwirkung, wo sie/es entstanden ist. Ich sagte es an anderer Stelle schon. So würde ich mit einer Gabe von Kot, gemäß der alten *Dreck-Apotheke,* vornehmlich eine Wirkung im Darm erzielen. Kot reguliert die Lebensgemeinschaft der im Darm angesiedelten lebenswichtigen Bakterien. Würde ich eine homöopathische Nosode *Nasensekret* geben, könnte ich eine kräftige Wirkung auf die Nasenschleimhaut und deren Ausscheidungsfunktion sowie auf Kiefernhöhle und Stirnhöhle auslösen. Eine Nosode aus Tränenflüssigkeit wirkt im und um das Auge herum. Somit kann man – auf den Eigenurin bezogen – sagen, daß Urin in erster Linie auf das Nieren-Blasen-System anregend wirkt. Es ist nach der traditionellen chinesischen Medizin das Zentrum der Lebenskraft. Da der Urin aber eine ganze Reihe von Inhaltsstoffen aufweist, zielt er auch auf den Stoffwechsel im Sinne der Aktivierung, auf die Körperentschlackung im Sinne der Entgiftung, auf die Stoffwechselumstimmung im Sinne der allgemeinen quantitativen und qualitativen Verbesserung und der eben schon genannten speziellen Stoffwechselaktivierung. Ich bezeichne diesen hier genannten Wirkungsbereich als die Primärwirkung. Im Sinne der Sekundärwirkung kann ich über die Zusatzstoffe mit dem Eigenharn auf die Körperabwehr Einfluß nehmen.

Die Psychoneuroimmunologie hilft uns zu erklären, warum die Eigenharntherapie auch im psychosomatischen Bereich Wirkung zeigt. Hier erhebt sich die interessante Frage, wo sich Überschneidungen zwischen Eigenharntherapie und Eigenbluttherapie ergeben. Eigenbluttherapie enthält ja ebenfalls spiegelbildliche Informationen aus Körperabwehr, Stoffwechsel, Pathophysiologie und Psyche. Sicherlich ist es für viele Patienten angenehmer, eine Eigenblutspritze zu bekommen. Eigenblut gehört schließlich in unserer Vorstellung zu den »reinen« Körpersekreten, weil es kein Ausscheidungsprodukt ist. Aber mit dem Eigenblut wirke ich mehr im Sinne der Körperabwehr, mehr im Sinne der inneren Umstimmung auf der Schiene der Milieuregulierung. Beim Eigenharn ist hier die Sekundärwirkung sehr stark. Mit dem Eigenharn erziele ich bessere Wirkung bei der Behandlung von Hautverletzungen, von Wunden, von Hauterkrankungen und Ekzemen wie zum Beispiel Neurodermitis. Ich erreiche mit Eigenharn zudem bessere Wirkungen bei Mykosen (Pilzbefall) sowohl im Darm, im Atmungssystem, im Genitalbereich als auch auf der Haut. Hier hat die Eigenharntherapie ihre Domäne.

Die Eigenharn- und auch die Eigenbluttherapie haben, kurz

gesagt, gleiche Wirkungsansätze, aber unterschiedliche Schwerpunkte. Die Eigenharntherapie leistet mehr im Hinblick auf Stoffwechsel und Ausscheidung, sekundär, aber auch im Sinne der Abwehr, die Eigenbluttherapie, primär mehr auf dem Sektor Abwehr. In der Desensibilisierung bei Allergien sind beide angezeigt; die Eigenbluttherapie ist eine innere Behandlung, die Eigenharntherapie ermöglicht sowohl eine innere als auch eine äußere Behandlung. Es gibt zwischen beiden fließende Übergänge im Sinne der Ergänzung, der Verstärkung, des Wirkungsansatzes.

Ich hoffe, ich habe Ihnen mit diesen Ausführungen klarmachen können, wo die Unterschiede zwischen Eigenharntherapie und Eigenbluttherapie liegen. Ich wollte außerdem verdeutlichen, daß wir zwischen Primärwirkung und Sekundärwirkung unterscheiden müssen, daß man bei einer Primärwirkung eine größere Reaktion erwarten darf als im Sekundärbereich.

Vor kurzem stieß ich auf eine interessante Information. Sie scheint mir im Hinblick auf den Wirksamkeitsnachweis der Eigenharntherapie von Wichtigkeit zu sein: Alle Mediziner wissen, daß eine gut funktionierende Niere für ein gesundes Knochensystem von großer Wichtigkeit ist. Naturheilbehandler kennen den Zusammenhang zwischen Niere und Wirbelsäule. Gestörte Nieren-Blasen-Funktionen sind oft die Ursache für Kreuzprobleme. Auch die Chinesen kennen diesen Zusammenhang. Sie akupunktieren oder moxen (Wärmepunktur der chinesischen Medizin) oft Punkte, die mit Niere und Blase im Zusammenhang stehen, um Kreuzschmerzen zu behandeln. Also kann ich diese Beschwerden auch dadurch behandeln, daß ich mit Eigenharntherapie in Form von Trinken, Einreibung, Packung, Klistieren auf Niere und Blase einwirke.

Interessante Zusammenhänge zwischen Niere, Blase und Psyche gibt es über dem neunten Brustwirbel und den dritten, vierten und fünften Lendenwirbeln. Sie stehen mit dem Nieren-Blasen-System in Verbindung. Sind Niere/Blase gestört, können sie diese Wirbel irritieren und nicht nur Rückenschmerzen bereiten, sondern gleichzeitig auch bestimmte psychische Störungen auslösen.

Verlagerter oder irritierter Wirbel	*löst aus*
neunter Brustwirbel	Angstzustände (die Chinesen sagen auch, eine gestörte Niere macht angst), fühlt sich vom Leben im Stich gelassen.
dritter Lendenwirbel	Selbstanklagen; gestörtes Sexualverhalten (letzteres wird in der chinesischen Medizin mit Akupunktur behandelt); Zusammenhang mit Nebenniere.
vierter Lendenwirbel	kann sich nicht von der Vergangenheit lösen; Unselbständigkeit, Abhängigkeit.
fünfter Lendenwirbel	Schwierigkeiten in der Kommunikation, fühlt sich nicht anerkannt; kann nicht annehmen.

Patienten berichten immer wieder, daß sie sich psychisch aufgerichtet fühlen nach einer Chiropraktik oder nach Schröpfen und Baunscheidieren (Hautreizbehandlung) entlang der Wirbelsäule. Das wirkt im Hinblick auf die genannten psychosomatischen Zusammenhänge glaubhaft. Aber auch mit Eigenurin kann ich »aufrichten«, indem ich Niere/Blase durch Eigenharntherapie stärke. Ein lahmes Kreuz reagiert in diesem Zusammenhang ebenfalls oft positiv auf eine Eigenharntherapie.

Es gibt nun noch einen weiteren wichtigen Punkt zu diskutieren. Er führt noch einmal weg von der körperlichen Ebene zur psychischen Ebene. Wenn ich mit Eigenharn therapiere, werde ich als Patient mit meinem »unreinen« Selbst konfrontiert. Kot und Urin sind beides Stoffe, die man vorzugsweise im kleinsten Raum des Hauses und geschützt vor den Blicken anderer absetzt. Niemand soll diesen Vorgang beobachten oder mit den Gerüchen der Exkremente konfrontiert werden. Besondere Situationen wie Urinieren oder Entleeren des Darms im Bett zuhause oder im Krankenhaus wollen wir hier einmal beiseite lassen. Ich entleere Blase und Darm in aller Stille, weil niemand gern in der Öffentlichkeit die »Hosen herunterläßt«. Dann steht man nämlich nackt da und kommt sich lächerlich und bloßgestellt vor. Wer möchte das schon? Man schämt sich des »Schmutzigen«, das man hier absetzt. Kot und Urin gelten allgemein als die unreine Seite des Körpers. Das wird uns schon von Kindesbeinen an beigebracht. Jeder weiß, daß er sich von Kot und Urin trennen muß, wenn er gesund bleiben will. Im Krankenhaus werden die Patienten immer wieder gefragt, ob sie Urin gelassen und Stuhl abgesetzt haben. Es erscheint uns im Unterbewußtsein dann als widersinnig, daß das, was unbedingt ausgeschieden werden muß, plötzlich als Heilmittel wieder zugeführt segensreich wirken soll. Als Kind ist man außerdem so erzogen worden, daß nach dem Toilettengang die Hände zu waschen sind. Man muß sich vom Unreinen befreien, das man eventuell beim Absetzen von Stuhl und Urin berührt hat.

Ist das nicht alles widersinnig? Ich gebe jedoch zu bedenken, daß erstens Vorurteile eine Form von Blindheit sind. Davon gilt es sich schnellstens zu befreien, um die eigene Bewußtseinsentwicklung nicht zu hemmen. Zweitens ist die Wahrheit oft anders, als wir sie zu sehen vermögen. Manchmal erkennen wir sie erst nach dem zweiten, dritten oder gar vierten Blick. Dazu sind Klarheit und Offenheit erforderlich. Man soll sich bemühen umzudenken. Gerade die Fähigkeit, umdenken zu können, halte ich für so wichtig im Leben. Wir müssen uns daran gewöhnen, die Wahrheit, die man uns vermittelt, immer wieder in Frage zu stellen, sich mit ihr kritisch auseinanderzusetzen. Wir dürfen eine Gewohnheit, eine Mode, ein Massenverhalten, eine Tradition nicht automatisch als für alle Zeiten gültig übernehmen. Wir müssen eine kritische, nicht ablehnende, eine selbstbewußte Distanz dazu wahren. Die Wahrheit steckt manchmal so tief verborgen, daß man mit Mühe danach graben muß. Und eine dieser Wahrheiten ist, daß Urin nichts Unsauberes und schon gar nicht die dreckige Seite unseres Selbst darstellt.

Urin ist eine Flüssigkeit, die so sauber ist, daß man im Krieg Spritzen damit desinfizierte. Ich wiederhole mich damit zwar, aber es muß einfach Eingang in unser Denken finden. Urin enthält hochwirksame, biochemische Stoffe, die der Körper braucht. Die Aufzählung in diesem Kapitel zeigt es. Manchmal braucht er mehr davon, wenn er zum Beispiel krank ist, und kann sie dann über den Eigenurin bekommen. Die Wirkstoffe des Urins werden teilweise in der Pharmazie zu Medikamenten aufbereitet oder synthetisiert. Wenn Urinbestandteile in Form einer Tablette helfen, dann muß doch auch der Urin selbst wirksam sein, oder? Urin ist dazu noch ein Wirkstoffverbund, der stets weicher, sanfter, umfassender wirkt als eine fabrikmäßig hergestellte Arznei.

Dale Carnegie hat einmal gesagt: »Tue das, wovor du dich fürchtest.« Ich möchte diesen Satz etwas abwandeln und sagen: »Tue das, wovor du dich ekelst, und der Ekel stirbt einen sicheren Tod. Du hast dann eine Last weniger.« Ich will auch noch hinzufügen: »Und du bist außerdem von einem weiteren Vorurteil befreit. Du bist dadurch eigenständiger und wissender geworden.«

Ich muß diesen »unreinen« Stoff Urin als einen Teil von mir selbst annehmen, will ich mich mit meinem ganzen Selbst identifizieren. Wenn ich auch nur den kleinsten Teil meines Körpers ablehne, dann lehne ich damit letztendlich den ganzen Körper ab. Leben funktioniert nur dann nach dem Alles-oder-nichts-Prinzip. Der kleinste abgelehnte Teil ist Bestandteil der Ganzheit »Körper«. Ohne diesen kleinen Teil ist der Körper unvollständig. Er könnte nicht funktionieren. Im Gleichgewicht mit uns selbst, in unserer Mitte sind wir nur dann, wenn wir uns mit allen Schwächen und Vorteilen akzeptieren, einschließlich unseres Kots und unseres Urins. Das Leben umfaßt Höhen und Tiefen, Reines und Unreines, Krankheit und Gesundheit. Beide Pole zusammen bilden erst eine Ganzheit, das ganze Leben. Erst wenn ich mich mit beiden Teilen arrangiere, erfahre ich Leben, kann ich zu mir selbst finden. Hier gilt das Alles-oder-nichts-Gesetz genauso. Der Körper bildet da keine Ausnahme und damit auch nicht der Urin. Kein Teil im Makro- und Mikrokosmos ist davon ausgeschlossen.

Es ist für mich ein starkes Gefühlserlebnis gewesen, als ich zum ersten Mal soweit war, den Ekel vor dem Trinken des Urins zu überwinden. Es war, zugegeben, ein mühsamer Weg. Ich habe um dieses erste Mal schwer mit mir ringen müssen. Aber Vorurteile waren für mich niemals Verbotszonen, sondern immer Anlaß zum Fragen nach dem Warum. Ich verstand sie immer als Herausforderungen, denen ich mich stets gestellt habe. Dazu gehörte, sich auf einer anderen Ebene mit dem Sachverhalt auseinanderzusetzen, sich sachkundig darüber zu machen. Nachdem ich beim Studium der Literatur über Eigenurin erkannt hatte, wie alt die Urintherapie ist, daß Urin nichts Unreines darstellt, da hatte es bei mir gefunkt. Urin kann nichts Verabscheuungswürdiges sein, sagte ich mir. Von dieser Erkenntnis war es dann bis zum ersten Trinken des Urins nicht mehr weit.

Das Vorurteil – es sei hier noch einmal gesagt – ist das Urteil, das ich abgebe, *bevor* ich mich mit den Fakten objektiv beschäftigt habe. Das kann doch wohl für den Menschen mit Verstand nicht befriedigend sein. Diesen Zustand zu ändern, heißt, auf der Leiter der Erkenntnis ein paar Sprossen höher zu steigen. Wir sollten uns erst mit den Fakten ausführlich objektiv und rational beschäftigen. Dann ist erst ein Urteil möglich. Ich erläuterte es an anderer Stelle schon einmal. Aber weil ich es für so wichtig halte, daß diese Tatsache auch geistiges Eigentum wird, möchte ich mit dieser Wiederholung das Kapitel ausklingen lassen. Eine Abhängigkeit ist der freiwillige Zustand einer geistigen Unfreiheit, der Verzicht darauf der Weg zu mehr Freiheit. Wollten Sie das nicht schon immer: freier und unabhängiger werden? Der Schlüssel dazu liegt immer nur in uns selbst. Und das zu wissen ist auch ein Weg, mit der Eigenharntherapie umzugehen.

Die Anwendung der Eigenharntherapie und das Ja dazu sind somit auch ein Schritt zu mehr Eigenständigkeit, zu mehr konstruktivem, kritischem Denken und zu mehr Freiheit. Hierüber sollten Sie sich einmal ganz allgemein Gedanken machen, nicht nur auf das Thema Urin bezogen. Es lohnt sich, den eigenen bisherigen Lebensweg Revue passieren zu lassen und nach Abhängigkeiten, Vorurteilen und geistiger Blindheit Ausschau zu halten. Wo bin ich abhängig? Wo kann ich etwas besser machen? Wo unterliege ich Vorurteilen? Wo hat man mir meine Meinung aufgeschwatzt? Automatisch werden Sie dabei auch mit Fragen der Gesundheit konfrontiert.

*Keiner nutzt den Urin –
es sei denn, man hätte ihn.*

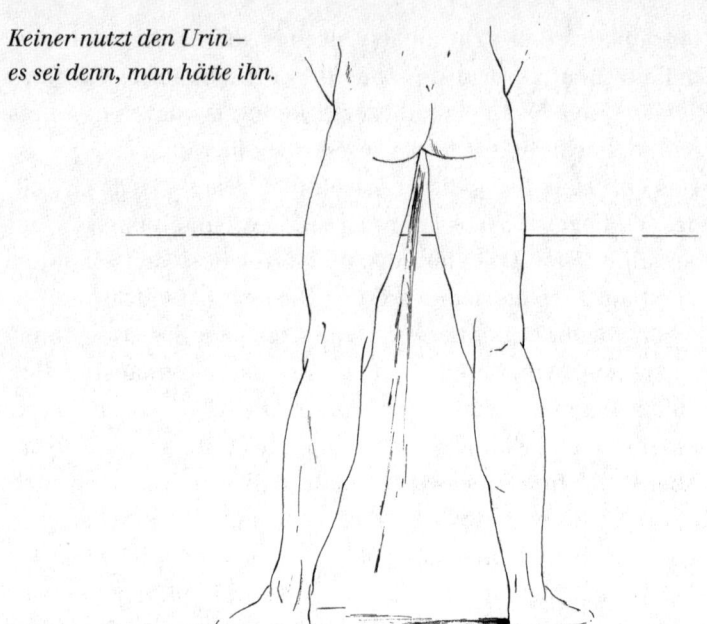

Ist dies nicht ein positiver Aspekt des Umgangs mit dem Thema Eigenurin? Erkennen Sie, wie tief Sie damit in ganz existentielle Probleme eindringen? Ergreifen Sie die Chance, Klarheit zu gewinnen, und überwinden Sie Ihre Grenzen und Vorurteile. Der erste Schluck Eigenharn ist dabei vielleicht ein Anfang. Wenn Sie sich nun mit all den Argumenten für die Eigenharntherapie dieses Kapitels wirklich, ehrlich und tolerant auseinandergesetzt haben und dann noch immer das Urintrinken ablehnen sollten, nun, dann lassen Sie es für diesen Augenblick. Nutzen Sie statt dessen eine der vielen anderen Urintherapien. Warten Sie ab, bis die Samenkörner dieses Kapitels in Ihnen reifen, aufgehen und Sie bereit machen.

Alles in unserem Leben hat ja seine Zeit und jede wirkliche

Entscheidung ihre Bedeutung für den Augenblick. Seien Sie sich dann aber auch beim Verzicht auf das Trinken darüber im klaren, daß jeder andere Weg einen Kompromiß darstellt, der nicht die gleich gute Wirkung hat.

Anwendungsarten

Bitte beachten: beim Urinentnehmen immer erst einen Teil des Urins ablaufen lassen, dann den Urin auffangen und vor Ablauf des Resturins mit dem Auffangen aufhören. Das ist der sogenannte Mittelstrahlurin. In der Regel bewährt sich die Urintherapie in Zeiten besonders starker Krankheitssymptome, wie sie z. B. während der Heuschnupfenperiode auftreten. Dann findet man ein besonders intensives Spiegelbild des krankhaften Geschehens im Urin und erzielt eine kräftige heilende Eigenharnwirkung.

Der Eigenurin kann auf vielfältige Weise angewendet werden. Anwendungsart und Anwendungsmodifikation wie Häufigkeit, Behandlungsdauer, Behandlungszwischenraum werden vom Ausmaß sowie der Art und Weise des jeweils zugrundeliegenden Leidens bestimmt. Sind allopathische Medikamente im Einsatz, sollte vor Beginn der Eigenharntherapie eine Abstimmung mit einem erfahrenen Therapeuten erfolgen, ob eine Absetzung oder Reduzierung oder Ersatz durch naturheilkundliche Präparate erfolgen kann. Negative Wirkungsverstärkung oder -veränderung ist speziell durch allopathische Mittel nicht auszuschließen; dies gilt ganz besonders für Kortison, Antibiotika und Psychopharmaka. Hierauf ist bei der Eigenharnbehandlung in Verbindung mit allopathischen Präparaten zu achten, Naturmedizin bereitet hier weit weniger Probleme.

Überreaktionen sind bei Urinanwendungen nicht ganz auszuschließen. Es kann sich z. B. die Herzfrequenz erhöhen. Müdigkeit kann auftreten. Dann sollten Dosis und Häufigkeit der Anwendung verringert werden. Verschiedene Autoren geben als Kontraindikation »niedriger Blutdruck«, »Herzschwäche«, »Diabetes«, »salzabhängiger Bluthochdruck« und »Nierenschwäche« an. Ich teile diese Meinung nicht ganz. Diese Kontraindikationen kann ich aufgrund meiner Erfahrung auch nicht absolut bestätigen. Für mich waren diese Krankheitsbilder aber Veranlassung zu besonders sorgfältiger Dosierung und Kontrolle während der Behandlung. Denn in der Tat können hier am ehesten Nebenwirkungen auftreten. Sie sind aber, wie oben gesagt, über Veränderung von Dosis, Anwendungsmodus und Häufigkeit der Anwendung zu regulieren. In der Natur geht nichts verloren. In Umkehrung dieses Satzes möchte ich sagen: Aber was wir hinzufügen muß adäquat sein. So wird der Innere Arzt als erfahrener Bioregulator es richtig verarbeiten und auch Überreaktionen normalisieren. Wie steht es doch im *Damar Tantra* von Gott Shiva geschrieben:»Dem Menschen ist eine Innere Apotheke gegeben mit dem Urin.«

Injektion

Eigenharninjektionen wurden in vielen Ländern praktiziert, z. B. in Rußland von Zamkoff, in Italien von Cimino, Palermo, in Frankreich von den Ärzten Jaussin und Paléologne. Jaussin und Paléologne berichteten 1929 über erfolgreiche Desensibilisierung bei Hautekzemen. Schürer-Waldheim in Wien mischte Eigenharn mit Milcheiweiß und injizierte diese Mischung zur Immunstimulierung. Aus den USA sind Injektionen mit Urin von Schwangeren bekannt. Die USA warten hier mit einer besonderen Variante auf, indem sie dem Patienten Fremdurin injizierten und damit Erfolg hatten. Ebenso ist aus den Jahren 1983 und 1984 die erfolgreiche Anwendung von Urin gegen Allergien durch Wilson und Lewis in den USA bekannt. Auch der deutsche Arzt Abele berichtet hierüber in seinem Buch *Die Eigenharnbehandlung* (von Johann Abele und Kurt Herz, Haug-Verlag).

Diese Anwendung bleibt Therapeuten wie Ärzten und Heilpraktikern vorbehalten. Dies ist allein schon deswegen erforderlich, weil beim Injizieren der Urin vor Beginn der Therapie auf Eignung untersucht und vor jeder Injektion sterilisiert werden muß. Festlegung der Injektionsmenge, Zeitpunkt, Zeitabstände der einzelnen Injektionen, Behandlungszeitraum, die Anzahl der erforderlichen Behandlungen und so weiter müssen auf die individuelle Krankheitssituation sorgfältigst abgestimmt werden. Das erfordert entsprechende praktische Erfahrung und medizinisches Wissen.

Die Anwendungsart der Injektion soll hier der Vollständigkeit halber dennoch erläutert werden. So wissen Patienten über diese Möglichkeiten Bescheid, falls der Therapeut sie anwendet. Dennoch gibt es durchaus Behandler, die die Injektionen an den Patienten delegieren, sofern sich dieser zutraut, sich selbst zu spritzen. Der Behandler muß dann aber die Frage der Sterilisation lösen und seiner Aufsichtspflicht gerecht werden. Ich selbst habe dies erfolgreich mit meinen Patienten praktiziert.

Die Injektion erfolgt

- als Einspritzung in einen Muskel, das sind meistens Bauch- oder Gesäßmuskel,
- unter die Haut, meistens im organspezifischen Reaktionsbereich oder dort, wo Beschwerden sind.

Injiziert werden jeweils in schrittweise steigender Dosierung zwischen minimal 0,5 ml und maximal 5 ml in einer Sitzung. Die Steigerungsrate beträgt dabei von Mal zu Mal 0,5 ml oder man gibt Schaukeldosen in Form von wechselnd steigenden und fallenden Mengen.

Der Eigenurin kann allein oder gemischt mit Eigenblut, Eigenlymphe oder gemischt mit jeweils geeigneten Zusatzmedikamenten injiziert werden. Vor der Injektion wird der Eigenurin mit Hilfe von Ozondurchflutung sterilisiert. Die früher übliche Sterilisation durch Zusatz von Phenol ist heute nicht mehr anzuraten. Phenol ist giftig und somit dem ohnehin kranken Körper wenig zuträglich. Daran ändert auch nichts der in einer extrem niedrigen Dosierung von 1 Tropfen pro 5 ml Spritze festgelegte Phenolanteil. Wenn Sie also bei einem Therapeuten Eigenharninjektionen bekommen, sollten Sie sich über die Art der Sterilisation informieren und eine Phenolsterilisation zurückweisen. Auch das früher übliche Aufkochen des Urins ist nicht ratsam, da durch die Hitze wichtige Wirkstoffe des Urins zerstört werden.

Eine Sonderform ist die Aufbereitung des Urins für die Injektion mit Hilfe des Bioresonanzverfahrens. Hierbei wird in dem für die Applikation vorgesehenen Eigenurin mit Hilfe des Bioresonanzgeräts eine Medikamenteninformation eingespeichert. Somit werden im Körper Eigenurin plus Medikament wirksam. Das ist natürlich auch umgekehrt praktizierbar: Ich kann mit dem Gerät ein Medikament mit der Information des Eigenurins programmieren. Es ist ebenfalls möglich, eine Therapieinformation aus dem Therapieprogramm des Gerätes in den Urin einzuspeisen, z. B. die Therapie-Information »Lymphaktivierung«.

Auch kann der Urin vor der Injektion mit einer geeigneten Farbe oder einem geeigneten Edelstein bestrahlt werden.

Dies erhöht die Wirksamkeit, da der Patient damit zusätzliche heilende Farbwirkung beziehungsweise Edelsteinwirkungen zugeführt bekommt. Die Einspeicherung von Farb-, Edelstein- und Medikamenteninformationen sind selbstverständlich auch bei oral zu verabreichenden Präparaten möglich. Farben und Edelsteine haben eine intensive Heilwirkung. Injiziert werden kann der unverdünnte oder auch mit isotonischer Kochsalzlösung oder mit Medikamenten verdünnte Urin.

Indikation: Die Injektion eignet sich grundsätzlich für alle Arten von Erkrankungen, die der Eigenharntherapie zugänglich sind, aber auch zur Vorbeugung und Konditionsverbesserung. Die Verfassung des Patienten, die Lokalisation der Erkrankung, die Art der Erkrankung und die persönlichen Umstände wie auch die Möglichkeit für den Patienten, in die Praxis zu kommen, entscheiden über Häufigkeit, Steigerung der Urinmenge von Sitzung zu Sitzung, Injektionsort beziehungsweise Injektionsart (Injektion unter die Haut oder in den Muskel).
Injektionen von Urin in die Vene oder Arterie sind strengstens verboten, ebenso in akute Entzündungen.
Kontraindikation: Urin aus einem infektiös bedingten, akut entzündeten Nieren-Blasen-Bereich ist nicht verwendbar.
Vorteil: Der angewendete Urin wird vom Körper sofort aufgenommen. Dadurch wird eine kräftige Wirkung erzielt. Diese Art der Anwendung ist stärker als die Anwendung über die Haut durch Einreiben oder durch Einnehmen. Es ist eine individuelle Dosierung möglich, deren Spannbreite von kleinem Reiz bis hin zur kräftiger Provokation reicht.
Nachteil: Jede Injektion, egal, ob mit Urin oder Medikamenten, beinhaltet ein grundsätzlich mögliches Infektionsrisiko,

das auch durch sorgfältigste Flächendesinfektion der Haut nicht ganz ausgeschlossen werden kann. Ich kann aber aus zwanzigjähriger Praxis sagen, daß ich in dieser ganzen Zeit bei wirklich intensiver Anwendung des Urins per Spritze nicht einen einzigen Spritzenabszeß und auch keine Unverträglichkeitsreaktion beobachtet habe. Auch aus der Medizinstatistik weiß ich, daß in der Naturheilkunde Spritzenabszesse sehr selten sind, immer vorausgesetzt natürlich, daß fachgerecht injiziert wurde.

Zweiter Nachteil ist der Einstichschmerz. Er ist zwar gering, aber für psychovegetativ labile Patienten mag dies ein Thema sein. Die meisten Menschen haben damit aber keine Probleme. Zudem ist bei richtiger Injektionstechnik der Einstich fast schmerzlos.

Dosierung: Gemäß der Entscheidung des Therapeuten.

Einreibung

Die Anwendung per Einreibung erfolgt als Basis- oder Grundeinreibung im Gesicht, am Hals, Nacken, hinter den Ohren, in den Ohrmuscheln, an den Fußsohlen, an den Handflächen, in den Arm- und Leistenbeugen. Dies sind hochsensible Hautzonen mit Reflexeigenschaften für die unterschiedlichsten inneren Organe. Ich verweise hier auf die Fuß- und Handreflexzonentherapie sowie auf die Nacken-, Kopf-, Ohrakupunktur und auf die koreanische Handakupunktur, die fast alle Organe beeinflußt. Eingerieben werden kann auch, wie unten angegeben, an jeder anderen Körperstelle oder im Bereich von Schmerzstellen oder anderen Krankheitserscheinungen. Ganzkörpereinreibung ist natürlich auch möglich. Einreibungen sind besonders empfehlenswert bei chronischen Erkrankungen und schweren Krankheitsbildern.

Sie erzielen bei dieser Therapie einen perkutanen, von der Haut ausgehenden, nach innen wirkenden Reiz. Der Reiz wirkt sich so therapeutisch im Gesamtorganismus aus. Vergessen werden soll auch nicht die Wirkung auf die Langerhansschen Zellen der Haut. Sie haben eine Abwehrfunktion. Urin reguliert die Stoffwechseltätigkeit der Haut, normalisiert ihre elektrische Leitfähigkeit sowie den ph-Wert, der außerordentlich wichtig für die Abwehrfunktion und für die Hautgesundheit ist. Der Ammoniakgehalt des Urins macht die Haut elastisch, erhöht das Wasserbindungsvermögen und erklärt somit den kosmetischen Wert der Einreibungen. Bei Ganzkörpereinreibungen sollen immer erst die Beine, dann die Arme, dann Rücken und anschließend Körpervorderseite eingerieben werden. Die Inder empfehlen übrigens, zur Einreibung den Urin vier Tage in verschlossenen Flaschen reifen zu lassen. Eine Einreibung soll immer erst eine Stunde einwirken, bevor sie abgewaschen wird.

Eingerieben wird jeweils so viel Eigenurin im zugeordneten Bereich, daß sich die Haut nach kurzem Einmassieren wieder trocken anfühlt. Man verwendet vorzugsweise den Morgenurin. Sollte dies nicht möglich sein, kann man über den Tag gelassenen Urin verwenden. Eingerieben wird täglich. Erfolgt gleichzeitig eine andere Eigenharnbehandlung, so sollte an diesen Tagen kein Urin eingerieben werden, ausgenommen bei erwünschtem kräftigen Therapiereiz. Vorsicht bei Hautekzemen, Pickeln und Akne.

– Einreibung am Ort der Erkrankung, zum Beispiel der Hautareale, die durch Ekzem befallen sind, als eigenständige Therapie.

– Einreibung an den sogenannten Headschen Zonen. Das sind Hautreaktionszonen, die direkt mit einem inneren Organ in Verbindung stehen. Die Headschen Zonen sind spezifischere Zonen als die oben genannten Areale im Gesicht, an den Händen und Füßen. Die Headschen Zonen ermöglichen einen gezielteren Reiz auf das zugeordnete Organ. Die Zeichnung auf Seite 88 zeigt die einzelnen Organzonen.

Indikation: Die Grundeinreibung ist eine Basisbehandlung. Sie eignet sich zur Einleitungsbehandlung und zur Vorbereitung auf eine weitere Eigenharntherapie sowie zur Nachbehandlung. Als Initialbehandlung empfiehlt sie sich besonders bei geschwächten Personen und bei allen chronisch Erkrankten zur Vorbereitung.

Die Grundeinreibung ermöglicht ein Sensibilisieren des Körpers für die Eigenharntherapie. Sie ist der Schlüssel zur sanften Eigenharntherapie. Sie kann auch in Behandlungspausen mit anderen Eigenharntherapien zur Überbrückung eingesetzt werden. Sie empfiehlt sich auch zur Weiterbehandlung nach Abschluß anderer Eigenharntherapien.

Bessert sich der Zustand, kann man auf zusätzliche Anwendungsmöglichkeiten des Urins übergehen. Die Grundbehandlung empfiehlt sich auch als Kombinationsbehandlung in Verbindung mit anderen Eigenharntherapien, bei denen kräftigere Therapiereize erwünscht sind.

Empfehlenswert ist, daß zwischen dieser Basisbehandlung und der folgenden Lokalbehandlung beziehungsweise anderen Therapien ein Zeitraum von drei Stunden liegt. Die Lokalbehandlung und die Basisbehandlung haben verschiedene Therapieansätze. Es empfiehlt sich deswegen, beide voneinander zu trennen, und die Wirkung der einen Be-

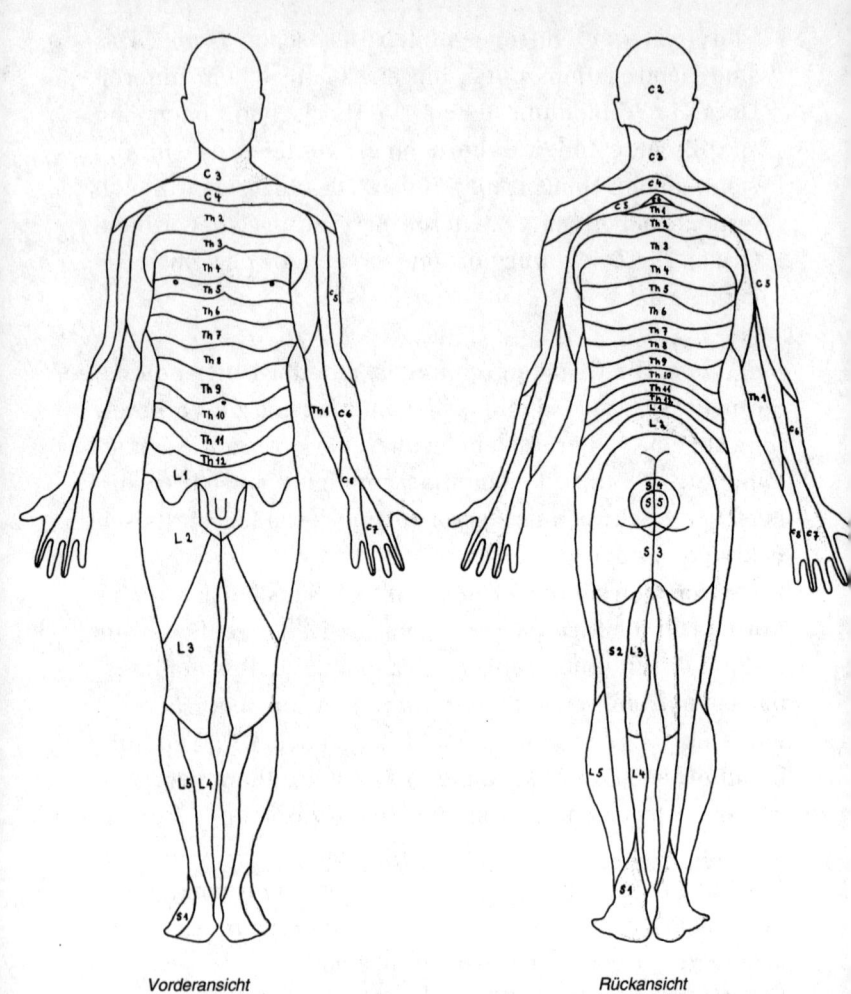

Vorderansicht *Rückansicht*

Segmente/Reaktionszonen:

Herz . . . . C 3, C 4, Th 1 – Th 8   Dünndarm, Dickdarm . . . . Th 9 – Th 12
Lungen . . . . C 3, C 4, Th 3 – Th 9   Enddarm . . . . S 2 – S 4
Speiseröhre . . . . Th 5, Th 8   Nieren und Harnwege . . . Th 10 – L 2
Leber und Gallenwege . . . C 3, C 4, Th 7 – Th 10   Eierstock . . . . Th 11 – L 1

Die Head'schen Zonen (Lehrgangsmaterial des Autors).

handlung erst ausklingen zu lassen, bevor man den nächsten Behandlungsreiz setzt, getreu dem Motto: »Die richtige Dosis macht es, viel hilft nicht viel, zuviel manchmal gar nicht.« Als Lokalbehandlung gilt die direkte, symptomatische Behandlung des zu therapierenden Leidens, zum Beispiel eines Ekzems, am Ort des Geschehens oder über Reflexzonen auf der Körperdecke. Zur letzteren zählt zum Beispiel die Anwendung über die bereits erwähnten Headschen Zonen. Diese Methode über die Headschen Zonen gilt als gezielte Reflexzonentherapie mit der Absicht, die inneren Organe über einen Nervenreflexbogen zu stimulieren, der die Headschen Zonen mit den inneren Organen über das Zentralnervensystem verbindet. Die Headschen Zonen reagieren auf biochemische, chemische, physikalische, thermische Reize organbezogen, und so sind auf den Eigenharn entsprechende Reaktionen zu erwarten.

Kontraindikation: keine.

Vorteil: Gute Vorbereitung, gute Nachsorge, gezielte, sehr sanfte Methode, zeitlich den individuellen Gegebenheiten angepaßt. Häufigkeit und Dosierung ist nach Bekömmlichkeit zu steuern. Eignet sich zur Fortführung der Eigenharntherapie in Behandlungspausen und als Kombination mit anderen Verfahren der Eigenharntherapie, als Zusatzbehandlung zusammen mit anderen Behandlungsmethoden, sowie als Nachsorge nach Abschluß der Hauptbehandlung.

Nachteil: Es riecht etwas. Man kann jedoch den Urin mit geeigneten ätherischen Ölen (oder Duftwasser) vermischen. Sie überdecken den Geruch. So ergeben sich gute Möglichkeiten, die Aromatherapie mit der Eigenharntherapie zu kombinieren. Empfehlenswert ist auch, sich frühmorgens mit dem Urin einzureiben, bis die Haut sich wieder trocken anfühlt. Dann legt man sich in extra Bettwäsche und Nachtzeug und schläft weiter. Steht man dann morgens auf, kann man ganz normal duschen. Der Urin ist inzwischen von der Haut aufgenommen worden.

Dosierung: Basiseinreibung täglich, vorzugsweise morgens früh als Vorbereitungstherapie 1–2 Wochen, als Begleittherapie, je nach Krankheitssituation möglich, als Nachsorge kann man sie je nach Belieben einsetzen.

Umschläge/Kompressen

Die Anwendung erfolgt entweder
- auf Hautreflexzonen des jeweils zu therapierenden Organs: Will man zum Beispiel eine Bronchitis behandeln, würde man Umschläge des Brustkorbes machen;
- reflektorisch: Will man zum Beispiel die Ausscheidung aktivieren, könnte man einen Urin-Nieren-Wickel machen. Hierzu zählt auch der Umschlag über den jeweiligen Headschen Zonen;
- am Ort der Erkrankung. Zum Beispiel Urinwickel um ein erkranktes Gelenk. Dazu zählt auch ein Urinwickel über ein von Ekzemen befallenens Hautareal oder Augenbehandlungen mit einem uringetränkten Wattebausch, der auf die geschlossenen Augen gelegt wird.

Die Umschläge können
- wärmend angelegt werden. Hier läßt man den Umschlag liegen, bis er kühler wird, oder deckt ihn mit einer Wärmflasche ab.
- kühlend angelegt werden. Hier läßt man sie liegen, bis sie sich von selbst aufheizen und man eine kräftige Wärme spürt. Mit solchen Umschlägen kann man durchaus die

ganze Nacht über schlafen. Hierbei erzeugt man reflektorisch Wärme und eine bessere Durchblutung.
– Man verwendet von vornherein Kälteumschläge mit Urin, um Wärme abzuleiten.

In den ersten beiden Fällen besorgt man sich ein saugfähiges, zum Kühlen beziehungsweise Ableiten von Hitze bei Entzündung geeignetes, kunststofffreies Tuch. Leinen oder Baumwolle sind gut geeignet. Man tränkt es mit Urin und legt es auf. Dann legt man eine Plastikfolie darüber und wickelt das Ganze noch einmal mit einem Baumwolltuch oder Wolltuch ein. Im letzteren Fall läßt man Umschläge oder Wickel offen liegen.

Indikation: Überall dort, wo man durch Wärme ableiten, beziehungsweise die Durchblutung verbessern will, reflektorisch auf ein inneres Organ einwirken möchte, wird nun die Selbstheilungskraft angeregt. Über verstärkte Durchblutung und Giftableitungen erfolgt eine Heilreaktion. Kalte Umschläge dienen dagegen zur Ableitung von akuten Entzündungen. Sie wirken zerteilend auf Hitze und Blutfülle.
Geeignet ist die Methode bei allen Erkrankungen im Hals-, Brustkorb- oder Bauchhöhlenbereich, wie zum Beispiel bei Mandelentzündungen, Asthma, Bronchitis, Husten, nervösem Magenleiden, Gelenkschmerzen, degenerativen Wirbelsäulenbeschwerden und dadurch bedingten Schmerzzuständen, bei Muskelverspannungen, rheumatisch belasteten sowie degenerativen Gelenken, Verkrampfungszuständen, Durchblutungsstörungen, Venenentzündungen.
Bei Umschlägen beachten Sie bitte folgendes: akute Entzündungen dürfen keine wärmenden Umschläge bekommen. Hinweise darauf sind Rötung, Schwellung, Hitze, druckemp-

findliche Schmerzzustände. Wärme und Druck wirken hier verschlimmernd. In diesem Fall müssen Sie kühlende Umschläge verwenden.

Umgekehrt verlangen alle chronisch degenerativen Zustände wärmende Umschläge. Hier hat der Kranke das Verlangen nach Wärme. Sehr gut sind in solchen Fällen die anfangs handwarmen oder zimmerwarmen Umschläge. Sie erwärmen sich durch langes Liegenlassen allmählich.

Eine Grundregel, die Sie sich merken sollten:

Akute, entzündliche Zustände zeichnen sich durch Völle (Rötung), lokale Stauungen (Schwellungen), Blutansammlungen (Rötung) und durch Berührungsempfindlichkeit sowie Schmerzen aus. Hier ist eine Fülle von Energie gespeichert, die sich nicht noch durch zusätzliche Wärme (Wärme ist ebenfalls Energie) vergrößern sollte. Das würde die Beschwerden verstärken.

Kontraindikation: siehe die Hinweise über wärmende und kühlende Umschläge.

Vorteil: tief einwirkende, ableitende, schonende Behandlung, angenehm für den Patienten. Gute Möglichkeit, Durchblutung zu fördern und Gewebe- und Stoffwechselgifte abzuleiten. Selbstheilungskräfte werden angekurbelt. Kräftiger Reiz durch die Urinkomponente.

Nachteil: Es riecht etwas, Überreaktionen möglich.

Wenn man die Hinweise über akute Zustände und die Indikationen und Kontraindikationen von wärmenden und kühlenden Umschlägen beachtet, droht keine Gefahr. Man muß bei den Umschlägen nur etwas aufpassen und mitdenken. Fragen Sie eventuell nochmals Ihren Therapeuten. Möglichkeiten, durch zu großen Reiz Verschlimmerungen auszulösen, sind bei diesen Methoden durchaus gegeben, klingen aber meistens als Heilreiz schnell wieder ab.

Dosierung: Umschläge können täglich gemacht werden, hinterher ist Ruhen erforderlich; nach 8–10 Behandlungen Pause einlegen.

Gurgeln und Mundspülung

Dies mag nicht jedermanns Sache sein. Eine Hemmschwelle ist oft zu überwinden. Aber es ist weniger unangenehm, als Sie zunächst vermuten. Das Unangenehme ist mehr die Ausgeburt unserer Vorstellungen, unserer Phantasie. Sie ruft die körperlich belastenden Wahrnehmungen hervor, weniger der Eigenurin. Er hat durchaus passablen Geruch und Geschmack. Sprengen Sie die Ketten Ihrer Vorurteile! Reifer wird man auch dadurch, daß man sich überwindet. Sie lasen schon darüber an anderer Stelle.

Wenn Sie Urin so konzentriert wie möglich anwenden, darf er maximal 50 : 50 verdünnt werden. Sie können geschmackverbessernde, therapeutisch in der Mundhöhle wirksame Medikamente zusetzen, zum Beispiel *Neyparadent* oder ähnliche phytotherapeutische, homöopathische Präparate zur Mund- oder Rachenpflege. Das gilt auch für die Schlußspülung. Aber bedenken Sie eines: Eine Therapie wirkt dann am besten, wenn Sie sich voll mit ihr identifizieren. Und Sie identifizieren sich nur dann mit der Eigenharntherapie, wenn Sie den Urin pur zu sich nehmen. Jede Hemmschwelle, die Sie geistig überwinden, erweitert und stärkt Ihr Selbstwertgefühl.

Am besten wirkt der Morgenurin. Hoher Salzanteil desinfiziert!

Indikation: Alle infektiösen und pilzverdächtigen Vorgänge im Mund- und Rachenbereich, von der Rachenentzündung über Mandelentzündung, Aphten bis zu Zahnfleischentzündungen und Paradontose. Beim Gurgeln liegt natürlich die Menge des Urins mehr im Rachenbereich. Schwerpunkte der Wirkung sind deswegen krankhafte Zustände im Rachenbereich. Bei Erkrankungen in der Mundhöhle steht die Spülung im Vordergrund. Die Spülmenge des Urins bleibt in der Mundhöhle.

Kontraindikation: anatomisch oder krankheitsbedingte Beeinträchtigung des Schluckakts.

Vorteil: hochwirksam, kostengünstig, schnell wirksam, nebenwirkungsfrei, keine negativen Auswirkungen auf die Mundflora.

Nachteil: Man muß das Gurgeln beherrschen. Wenn trotzdem etwas in den Magen rutschen sollte, ist das nicht zum Schaden des Patienten. Wie bei jedem Gurgeln können Patienten mit Halswirbelsäulenproblemen in Schwierigkeiten kommen. Falls Eigenharn in die Luftröhre gerät, löst er nur wie jeder andere Fremdkörper einen Hustenreiz aus, hat aber keine negativen Auswirkungen im Atembereich.

Dosierung: Tägliche Anwendung ist möglich, auch mehrmals mit zeitlichem Abstand. Dauer je nach Krankheitssituation.

Klistiere

Klistiere werden mit einem Irrigator oder Klysma oder mit der Spritze appliziert. Beim Klistier wird Urin oder Urin plus Zusätze durch die Darmschleimhaut aufgenommen. Klistiere sind somit nicht nur lokal im Darmbereich wirksam, sondern man kann über Klistiere auch internistische Erkrankungen im ganzen Körper behandeln.

Wir unterscheiden zwei Arten der Anwendung:

– das normale Klistier. Es wird in den Darm gebracht, verbleibt dort eine Weile und wird nach kurzer Zeit wieder ausgestoßen; die Verabreichung mit Klysma ist am einfachsten;
– das Bleibeklistier. Hierbei werden kleinere Mengen verabreicht, die im Darm verbleiben und vom Körper aufgenommen werden. Diese Methode eignet sich als Alternative zum Urintrinken, ist aber nicht ganz so wirksam.

Beim normalen Klistier werden je nach Patient zwischen 20 und 25 ml (Baby), 100 ml (Kleinkind) bis zu 1–2 l Urin plus Wasser oder Teelösung eingeführt. Beim normalen Klistier richtet sich die Wirkung mehr auf den Darmbereich und auf die Bauchorgane. Über das Aufsaugen des Urins durch die Darmschleimhaut und die Abgabe an den Blutkreislauf erfolgt aber auch eine Gesamtwirkung auf den Körper.

Halten Sie den eingeführten Urin oder die Urinlösung so lange wie möglich. Dann setzen sie das Eingeführte auf der Toilette ab. Wiederholen Sie das Klistier zwei- bis dreimal.

Zur Durchführung des Klistiers besorgen Sie sich einen Irrigator aus einem medizinischen Fachgeschäft. Hängen Sie den Irrigator auf, legen Sie sich auf die linke Seite, und lassen Sie die Menge nicht auf einmal hineinlaufen, sondern in kleinen Portionen. Würden Sie die Gesamtmenge auf einmal einlaufen lassen, käme es zu einer übergroßen Wandspannung des Darmes. Diese Wandspannung löst einen Stuhlreiz aus. Sie müßten sich dann sehr schnell entleeren. Wenn Sie in kleinen Portionen einlaufen lassen, hat die eingelaufene Menge die Möglichkeit, sich im Darm zu verteilen, ohne eine stuhlgangfördernde Wandspannung auszulösen.

Massieren Sie beim Einlaufenlassen die Bauchdecke mit kreisenden Handbewegungen in beide Richtungen um den

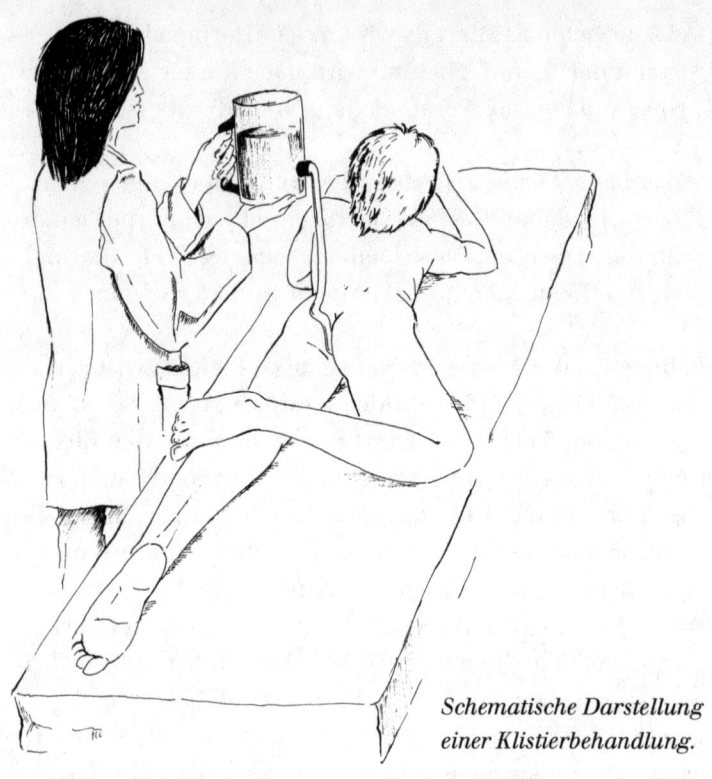

*Schematische Darstellung
einer Klistierbehandlung.*

Bauchnabel herum bis zu den Flanken. Die einlaufende Lösung beziehungsweise der einlaufende Urin sollte warm
sein. Dadurch wird die Durchblutung der Darmschleimhaut
gefördert. Der Urin reizt die Ausscheidung und zieht Gifte
aus dem Körper. Reflektorisch werden die Bauchorgane angeregt. Sie geben Enzyme und Säfte ab. Die Urinlösung desinfiziert zusätzlich den Darm. Sie sorgt für eine positive Regulierung der normalen Besiedelung mit Darmkeimen
durch Milieuregulierung und hilft, krankmachende Keime
auszuleiten. Eine Pilztherapie wird dadurch unterstützt.
Darmkeime sollten dabei täglich verabreicht werden *(Muta-*

flor 20, Mutaflor 100, Paidoflor). Man nimmt morgens und abends 1 Mutaflor sowie mittags 1 Paidoflor, wobei zunächst Mutaflor 20 verbraucht werden soll.

Das Bleibeklistier hat zum Ziel, daß die eingeführte Urinmenge vom Organismus vollständig aufgesogen wird und sich dadurch eine Wirkung im gesamten Körper einstellt. Bleibeklistiere sind unterstützende Maßnahmen oder Ersatz für eine Injektionstherapie und auch für das Urintrinken. Die Menge sollte beim Kind nicht mehr als 1–3 ml sein (hier ist das Kleinkind bis zu drei Jahren gemeint) und beim Kind bis etwa acht Jahren nicht mehr als 5 ml betragen. Jugendliche und Erwachsene vertragen 10–40 ml.

Indikation: Normales Klistier: Dysbakterie (gestörtes Verhältnis der unterschiedlichen natürlichen Darmbakterien zueinander); Blähungen, entzündliche Veränderungen im Dickdarmgebiet wie Kolitis, Divertikulose, Verstopfung; zur unterstützenden Behandlung von Leber-, Bauchspeicheldrüsen-, Galle- und Magenerkrankungen; zur Einleitung von Entgiftungsmaßnahmen, Aktivierung der Ausscheidung über den Darm, Unterstützung bei Hauterkrankungen und chronischen Atemwegserkrankungen; bei Pilzbelastungen des Darmes, Schwindel, Kopfschmerzen ohne klinischen Befund, Migräne, Gallenwegserkrankungen (hier Urin plus Kaffeekohle, geeignet ist das Präparat *Carbo Königsfeld*), zur Unterstützung bei allen Allergien (hierbei ist immer der Darm mitbelastet).

Bleibeklistier: als Zusatztherapie bei allen allergischen Zuständen, chronischen Entzündungen, Schmerzzuständen, Spasmen im gesamten Körper, Hauterkrankungen; als Aufbaubehandlung bei neurovegetativen Störungen; bei Schlafstörungen, zur Stimulierung des Abwehrsystems, bei chronischer Infektanfälligkeit, Entwicklungsstörungen der Kinder; Vorbeugung gegen Alterserkrankungen, nachlassender Sehfähigkeit und Konzentrationsstörungen.

Kontraindikation: Vorsicht bei Darmfisteln, Vorsicht bei akuten eitrigen, blutigen Darmentzündungen wie Colitis ulcerosa, Morbus Crohn. In diesen Fällen Klistieranwendung unbedingt mit einem erfahrenen Therapeuten abklären. Hier kann aber mit Bleibeklistieren gut gearbeitet werden.

Vorteil: Kräftige Entgiftungsfunktion beim normalen Klistier. Kräftige Aufbauwirkung beim Bleibeklistier. Das Bleibeklistier ersetzt vielfach die Spritze, ist eine mögliche Alternative für das Urintrinken.

Nachteil: Nicht jeder kann ein Klistier selbst anlegen, Hilfsperson oft erforderlich.

Mögliche Kombination: Beim normalen Klistier bewährt sich der Zusatz von *Kanne Brottrunk.* Diese Kombination verstärkt die Wirkung auf die physiologische Darmflora. *Kanne Brottrunk* enthält viele Enzyme und Mineralstoffe. Ein solches Klistier wirkt somit auch aufbauend. Der Zusatz von *Multiplasan-Öl* ist möglich: 1–2 Tropfen pro Normalklistier verstärken die desinfizierende Wirkung auf die Darmschleimhaut. Urin und *Multiplasan-Öl* werden vom Körper absorbiert und entfalten ihre Wirkung im ganzen Organismus. Auch der Zusatz von *Spirulina-Algenpulver* ist möglich. Es legt sich auf die Darmschleimhaut und wird so absorbiert; es enthält viele wichtige Spurenelemente und verstärkt die desinfizierende Wirkung. Der Zusatz von geeigneten Tees wie zum Beispiel Kamillentee verstärkt die entzündungswidrige Wirkung. Der Zusatz von Löwenzahnextrakt aktiviert die Leber-Galle-Funktion.

Bewährt hat sich der Zusatz folgender Teemischungen bei allen Anwendungen, die die Regeneration der Darmflora,

Aktivierung der Körperentgiftung und Behandlung von Entzündungen im Bereich der Darmschleimhaut zum Ziel haben:

5 g Aloe-Pulver
10 g Wacholderbeerenpulver
15 g Fenchelpulver
15 g Bockshornkleesamenpulver
5 g Löwenzahnpulver

Aus 1 gehäuften Teelöffel Teepulver bereitet man 2 Liter Tee zu. Diese Menge wird mit einem Trinkglas voll Eigenurin versetzt und damit dann der Einlauf durchgeführt.
Fügen Sie bitte bei Entzündungen, Blähungen oder Pilzbefall des Darmes noch folgende Mittel abwechselnd hinzu:

10 Tropfen *Fortakehl*
10 Tropfen *Pefrakehl*
10 Tropfen *Notakehl*

Diese Menge ist bezogen auf etwa 2 Liter Klistierflüssigkeit. Die Mittel erhalten Sie in jeder Apotheke.
Die Mittel *Fortakehl, Pefrakehl, Notakehl* können Sie auch im Bleibeklistier zufügen. Dann gilt eine Dosierung von 2–3 Tropfen pro Mittel. Zusätzliche Einnahme wird empfohlen, täglich im Wechsel mit 2 x 10 Tropfen.
Eine Mischung von Eigenharnklistier plus 1 Teelöffel Sonnenblumenöl pro Liter verstärkt die desinfizierende Wirkung.
Eigenharnklistiere plus jeweils 1 Teelöffel Knoblauchpulver regenerieren die Darmflora, desinfizieren den Darm, regen entzündliche Veränderungen im Darmbereich an. Die Men-

ge von 1 Teelöffel ist bezogen auf 1 Liter Klistierflüssigkeit. Empfehlenswert ist *Teuto Bärlauchgranulat*. Es riecht nicht wie Knoblauchpulver, hat aber eine gleich gute Wirkung. *Dosierung:* Klistiere erfolgen je nach Verträglichkeit zwei- bis dreimal wöchentlich. Bleibeklistiere können täglich, am besten vor dem Schlaf, erfolgen. Anzahl der Behandlungen nach Verträglichkeit und Krankheitsverlauf.

Spülung

Gespült wird mit reinem oder auch mit verdünntem Urin.

– Mundhöhle: Spülung vorzugsweise mit reinem Urin; falls nicht gewünscht, höchstens zur Hälfte verdünnt. Spülen Sie Schluck für Schluck. Dabei bewegen Sie die Menge in Ihrer Mundhöhle hin und her. Spucken Sie dann aus. Nachspülen sollten Sie, indem Sie 10 Tropfen *Neyparadent* auf die Zunge tun und die Mundhöhle mit Wasser füllen. Diese Spüllösung möglichst lange im Mund hin- und her bewegen; ausspucken.
– Augen: Spülung mit Hilfe einer Augenbadewanne. Die Spüllösung wird im Verhältnis 1:3 (Urin zu Wasser oder Löwenzahntee) hergestellt. Augentropfen macht man sich mit 1 Teil Urin, 3 Teilen Augentee aus Fenchel (5 g), Kuhschelle (15 g), Aschenpflanze (10 g) oder entsprechend mit 5 Tropfen *Salus-Augenbad*. Verdünnt man mit reinem Wasser, so nimmt man am besten *Haderheckwasser* aus der Haderheckquelle in Königstein/Taunus.
– Vaginalbereich: Spülung mit reinem Urin mit Hilfe eines Irrigators, auffüllen mit 200 ml Urin plus 1 Eßlöffel *Kanne Brottrunk*.

- Nase: Spülung mit Hilfe einer *Jala-Neti-Kanne*. Hier hinein kommt folgende Lösung:

1/3 Trinkglas Urin

  1 gehäufter Teelöffel Meersalz

  1 Tropfen *Multiplasan-Öl*

30 Tropfen *Kamillosan*

Dann füllen Sie die halbe *Jala-Neti-Kanne* mit warmem Wasser auf und schütteln kräftig, so daß sich das Meersalz löst und mit dem Öl vermischt. Danach füllen Sie die ganze Kanne mit Wasser auf. Dann stecken Sie die Tülle der Kanne in ein Nasenloch und heben die Kanne etwas an. So läuft die gesamte Lösung in ein Nasenloch hinein und aus dem freien Nasenloch wieder heraus. Dabei spült man die Nasengänge.

Indikation:
- Mundspülung: alle entzündlichen und pilzbelasteten Veränderungen im Mundbereich.
- Augenspülung: alle entzündlichen Veränderungen im Augenbereich, einschließlich allergisch bedingter Reizzustände, Augenschwäche.
- Vaginalspülung: Ausfluß, Entzündungen, generell zur Kräftigung der Schleimhaut und zur Milieustabilisierung in diesem Bereich.
- Nasenspülung: chronischer Schnupfen, chronische Stirn-/Kieferhöhlenentzündung, allergisch bedingter Schnupfen, Kopfschmerzen. Es gibt nichts Besseres als die Nasenspülungen, um den gesamten Kopf frei zu machen.

Kontraindikation: Keine. Häufigkeit der Anwendungen nach Bekömmlichkeit.

Vorteil: Lokal wirksam, preiswert, angenehm. Selbst langjährige Beschwerden weichen oft dieser Behandlung.

Nachteil: keiner.

Dosierung: Tägliche Anwendungen sind möglich; Krankheitssituation und Verträglichkeit bestimmen die Anwendungsdauer.

Urintrinken

Auch wenn Sie diese Methode nicht anwenden möchten, lesen Sie bitte trotzdem weiter.

Urintrinken ist eine Basisbehandlung. Schütteln Sie sich nicht. Ich wiederhole es hier noch einmal: Urintrinken ist weniger schrecklich, als Sie es sich in Ihrer Phantasie ausmalen.

Für das Urintrinken gibt es drei Versionen:

– gelegentliches Trinken,
– kurmäßiges Trinken des Morgenurins,
– Trinken des gesamten Tagesurins.

Für das Trinken gilt die grundsätzliche Regel: Nur Regelmäßigkeit schafft Gründlichkeit. Gründlichkeit bringt Erfolg. Damit will ich sagen, gelegentliches, von großen Zeiträumen unterbrochenes Nippen am Urin bringt keine befriedigenden Ergebnisse. Entweder richtig oder gar nicht!

Mit gelegentlichem Trinken ist kurmäßiges Trinken über einen begrenzten Zeitraum mit nachfolgenden Therapieintervallen gemeint. Sie richten sich hier nach Ihrem Gefühl, wann Sie wie lange den Urin täglich brauchen, und wiederholen nach individuell gestalteten Zwischenräumen die Therapie. Die minimale Behandlungszeit sollte 2 Wochen betragen.

Getrunken wird der Morgenurin. Da er einen kräftigen Geschmack hat, besteht die Möglichkeit, diesen durch Hinzufügen von Zitronensaft, Feinschmeckeressig aus dem Delikatessengeschäft, Wurzelsaft, Orangenöl (Bezugsquelle siehe Anhang) oder Kanne-Brottrunk abzurunden. Hierbei sollte es mindestens ein Trinkglas voll sein. Ein rubinrotes Trinkglas verbessert durch die Optik auch den Geschmack des Eigenharns. Getrunken werden kann aber auch der gesamte Morgenurin. Der Morgenurin schmeckt am intensivsten. Er ist salzig und herb. Nach anfänglichem Widerwillen klappt das Trinken ganz gut. Man kann sich zwei Gläser hinstellen, einmal mit Urin und einmal mit Wasser zum Nachtrinken gefüllt. Dann ist der Uringeschmack schnell wieder beseitigt. Auch das Zähneputzen löscht den Uringeschmack.

Beim kurmäßigen Trinken wird der gesamte Morgenurin über einen längeren Zeitraum getrunken. Darunter verstehe ich minimal 4 Wochen, maximal ein Vierteljahr. Dann macht man eine Pause von 2–3 Monaten und wiederholt die Kur.

Trinken des gesamten Tagesurins meint, daß kurmäßig über einen Zeitraum von 1–4 Wochen oder, falls gewünscht und verträglich, noch länger der gesamte Tagesurin getrunken wird. Hierbei kann es zu heftigen Reaktionen kommen. Diese Form der Anwendung greift sehr intensiv in das Stoffwechselgeschehen des Körpers ein. Die Entgiftung wird intensiviert, die Ausscheidung kräftig stimuliert. Es kann bei dieser Art des Trinkens zu Durchfällen kommen. Sie sind aber nicht unangenehm. Im Gegensatz zu dem krankhaft bedingten Durchfall fehlen hier unangenehme Begleiterscheinungen wie Leibschmerzen, Übelkeit, Blähungen oder Erbrechen. Die Entleerung wird als sehr angenehm empfunden.

Bedenken Sie aber, daß Sie dabei sehr viel Flüssigkeit und auch Mineralstoffe verlieren und viel trinken müssen. Lassen Sie den Durchfall nicht zu stark werden. Pausieren Sie lieber 1–2 Tage, bis sich der Durchfall gelegt hat. Auch die Urinausscheidung wird kräftig zunehmen. Machen Sie diese Form der Kur nur dann, wenn Sie wissen, daß Sie immer in der Nähe eine Möglichkeit zum Urinabsetzen haben. Es passiert nämlich, daß der Entleerungsdrang plötzlich sehr stark zunimmt.

Je länger Sie den eigenen Urin trinken, desto angenehmer schmeckt er. Vor allen Dingen gilt dies dann, wenn Sie zwischendurch wieder für ausreichenden Flüssigkeitsnachschub sorgen. Das ist wichtig! Irgendwann fängt der Urin an, ganz klar zu werden und wie frisches Quellwasser zu schmecken. Er riecht dann überhaupt nicht mehr unangenehm.

Indikation: Es handelt sich um eine Basistherapie, die bei fast allen Leiden eingesetzt werden kann und empfehlenswert ist.

Kontraindikation: Geschlechtskrankheiten; eitrige, bakterielle Erkrankungen im Harnwegsystem, gravierende Ausscheidungsstörungen der Niere, laufende Einnahme von Schmerz-, Betäubungs- Beruhigungsmitteln, Psychopharmaka, Antibiotika, Antidepressiva, Schlafmitteln oder Kortisonpräparaten, die nicht abgesetzt werden können. In diesen Fällen ist die Abstimmung mit einem erfahrenen Therapeuten erforderlich.

Vorteil: intensiv wirkende Therapie, die nach individuellen Gegebenheiten eingesetzt werden kann; kostengünstig und hochwirksam.

Nachteil: Ein natürliches Ekelgefühl muß überwunden werden. Kontraindikationen sind zu beachten. Wirkungseinschränkungen ergeben sich durch gleichzeitig eingenommene Medikamente, dabei auch Gefahr der Überdosierung durch Reinfusion der Ausscheidungsbestandteile im Urin. Dies gilt besonders für allopathische Mittel. Empfehlenswert ist das Abstimmen mit einem erfahrenen Urin-Therapeuten. *Dosierung:* Tägliches, periodenweises oder auch zeitlich begrenztes Trinken ist möglich. Dauer nach Verträglichkeit und Befinden. Trinken über längeren Zeitraum möglich. Hier sollte jeder seinem Instinkt folgen. Die genannten Zeiträume sind Anhaltswerte.

Wenn Sie nun den Urin partout nicht trinken möchten, gibt es eine Alternative. Diese Alternative zeigt aber nur eine Teilwirkung des Trinkens: Führen Sie den Urin als Bleibeklistier über den Darm zu. Das kann mit dem Morgenurin allein oder mehrmals täglich erfolgen. Menge je nach Verträglichkeit (siehe S. 95ff.).

Einreibungen in Kombination mit Trockenbürsten

Trockenbürsten aktiviert die Hautdurchblutung. Die Kapillaren werden besser gefüllt. Blut- und Lymphzirkulation werden aktiviert. Jede Einreibung ist somit intensiver. Trockenbürsten fängt man immer an dem Punkt an, der vom Herzen am weitesten entfernt ist. Das sind der rechte Fuß, der rechte Unterschenkel, und der rechte Oberschenkel. Dann folgt das linke Bein; in gleicher Reihenfolge dann der rechte Arm und der linke Arm. Zum Schluß den Rumpf bürsten; erst kommt die Vorderseite, dann die Rückseite. Es wird immer kreisend zum Herzen hin gebürstet. Als Hilfsmittel zum Trockenbürsten kann man

- eine entsprechende Hautbürste,
- einen speziellen Handschuh zum Trockenbürsten,
- einen Trockenbürstengürtel einsetzen oder
- einen geeigneten Elektromassator versuchen.

Reformhäuser und Gesundheitshäuser beraten Sie hier gern.

Das Trockenbürsten ist nicht angezeigt auf offenen Wunden, auf Krampfadern, auf stark ekzematös veränderten Hautarealen, insbesondere wenn sie offen sind und nässen.

Nach dem Trockenbürsten werden die befallenen Hautstellen bzw. die unter »Einreibung« genannten Stellen der Basistherapie in derselben Reihenfolge wie das Trockenbürsten mit Urin eingerieben (siehe Seite 85f.).

Möglich ist nach dem Trockenbürsten auch ein komplettes Einreiben des gesamten Körpers mit Urin. Empfehlenswert ist die Vermischung von *AF-Tonic* mit Eigenurin im Verhältnis 5 : 1. Diese Lösung kann noch durch Zusatz von Fichtennadelextrakt verfeinert werden. Dies ist eine hervorragende Therapie zur Verbesserung der Hautgeschmeidigkeit, des Hautstoffwechsels und zur Vorbeugung gegen Altershaut und Falten. Die Mischung kann drei bis fünf Tage auf Vorrat gehalten werden, da sie konservierenden Alkohol enthält.

Indikation: Aktivierung des Hautstoffwechsels, der Hautregeneration, des Körperstoffwechsels und der Körperabwehr allgemein.

Kontraindikation: ergibt sich nur in bezug auf das Trockenbürsten. Trockenbürsten verstärkt die Wirkung; wo es nicht angezeigt ist, bitte nur Urin anwenden.

Vorteil: bessere Resorption des Eigenurins durch die verstärkte Hautdurchblutung.

Nachteil: Ganzkörpereinreibungen mit Urin riechen etwas. Dies läßt sich durch die genannte Kombination mit *AF-Tonic* und Fichtennadelextrakt aber vermeiden.

Dosierung: nach individuellem Bedürfnis; tägliche Anwendung möglich, vorzugsweise morgens.

Inhalation

Hierzu brauchen Sie ein Inhalationsgerät zum Vernebeln. Geeignet und sehr preiswert ist das Gerät *Pariboy.* In den Vorratsbehälter werden 2–3 Tropfen Eigenurin hineingetan, dazu gibt man eine Salzlösung nach Vorschrift zum Beispiel *Emser Sole,* 1–2 Tropfen *Pefrakehl,* 1–2 Tropfen *Nystatin* (nur bei Pilzerkrankungen in den Atemwegen), 10 Tropfen *Symbioflor I,* 1–2 Tropfen *Multiplasan-Öl.* Dann kann das Inhalieren beginnen.

Indikation: Chronische Atemwegserkrankungen wie Husten, Heiserkeit, Atemnot; Pilzbefall in den Atemwegen, insbesondere nach Antibiotika-Behandlung.

Kontraindikation: Vorsicht bei asthmatischen Zuständen, bei spastischen Atemwegszuständen. Vorsicht mit *Multiplasan-Öl.* Es reizt in diesen Fällen zuweilen zu sehr. Verträglichkeit testen! Wenn keine Atemwegsmykose vorliegt, kann man auf *Nystatin*-Tropfen verzichten, eventuell auch auf *Symbioflor I. Symbioflor I* hat sich aber bei chronischen Atemwegserkrankungen gut bewährt.

Vorteil: Urin aktiviert die Solewirkung, entfaltet eine Nosodenwirkung im Atemwegtrakt und stärkt das Flimmerepithel, die Schleimhäute und die Sekretion.

Nachteil: keiner.

Dosierung: 8–10 Behandlungen, dann sollte eine einwöchige Pause erfolgen. Falls es der Krankheitszustand erfordert, können mehrere Behandlungszyklen erfolgen.

Homöopathische Aufbereitung

Dies ist eine Möglichkeit der internen Therapie im Sinne des homöopathischen Schlüssel-Schloß-Prinzips. Die homöopathische Aufbereitung paßt besonders gut zu den pathologischen Entgleisungen (Erkrankungen) im Körper. Spiegelbildlich enthält sie die richtige Information, um Krankheitszustände anzugehen. Es ist eine Therapie, die mehr auf der Schwingungsebene wirkt, während der reine Urin mehr im strukturellen Bereich ansetzt. Sie können sich eine homöopathische Aufbereitung wie folgt selbst herstellen:

Sie brauchen drei Flaschen in der Größe 30 ml (aus der Apotheke) und 1 Glas voll abgekochtes Wasser.

In die *erste Flasche* tun Sie 5 Tropfen Urin plus 50 Tropfen abgekochtes Wasser. Sie verschließen diese Flasche und schlagen zehnmal den Flaschenboden auf Ihre Handinnenfläche. Dabei entsteht die erste Verschüttelung oder Potenzierung des Flascheninhalts.

Jetzt tun Sie aus der ersten Flasche 5 Tropfen in die *zweite Flasche.* Dann gießen und spülen Sie die erste Flasche aus. Sie tun 50 Tropfen von dem abgekochten Wasser in die zweite Flasche. Sie potenzieren wieder, indem Sie die geschlossene Flasche auf den Handteller schlagen.

Jetzt nehmen Sie die *dritte Flasche.* Sie geben aus der zweiten Flasche 5 Tropfen hinein und fügen 50 Tropfen Wasser dazu. Dann wiederholen Sie wiederum den Vorgang aus der zweiten Verdünnungsstufe zur Herstellung der dritten Verdünnungsstufe.

Sie tun nun 5 Tropfen aus der dritten Flasche wieder in die ausgespülte, geleerte erste Flasche plus 50 Tropfen Wasser. Wieder schlagen Sie gegen die Handfläche, insgesamt etwa zehnmal. Das ist die vierte Verdünnungsstufe.

Jetzt kippen Sie die zweite Flasche aus, in der Sie die zweite Verdünnung hatten. Sie reinigen sie sorgfältig und wiederholen zum fünften Mal den Vorgang des Verschüttelns. Sie tun 5 Tropfen aus der Flasche mit der vierten Verdünnung hinein und 50 Tropfen Wasser dazu.

Jetzt haben Sie in etwa die 5. Potenz im Fünferschritt, Sie haben ungefähr eine D 5. Sie haben fünfmal im Verhältnis 1 : 10 potenziert, das entspricht rechnerisch etwa einer Verdünnung 1 : 100 000. Wenn ich sage, Sie haben *in etwa* eine D 5, so stimmt das deswegen, weil das Ausspülen nicht alle Reste des vorherigen Inhalts entfernte. Sie haben somit eine nicht ganz reine D 5 bekommen. Es ist auch nicht so wichtig. Entscheidend ist, daß Sie sich eine Potenzierung hergestellt haben. Die letzte Flasche mit der D 5 füllen Sie zu einem Drittel mit etwa dreißigprozentigem Korn auf (1/3 plus 2/3 Wasser). Hiervon nehmen Sie dreimal am Tag 10 Tropfen. Diese Methode mit drei Flaschen hat den Vorteil, daß Sie durch Vermischung von Potenzen, einen Potenzakkord, erhalten.

Indikation: sämtliche Blasen- und Nierenerkrankungen, sämtliche Stoffwechselstörungen wie Diabetes, Harnflut; Einleitung einer Entgiftungstherapie, Behandlung von Regulationsstörungen generell.

Kontraindikation: keine.

Vorteil: eine sehr sanfte homöopathische Wirkung.

Nachteil: keiner. Brauchen Sie lediglich die hergestellte Potenzierung auf. Sie können sich diese Potenzierung auch in der Apotheke herstellen lassen, falls Sie es sich selbst nicht zutrauen. Geben Sie dem Apotheker etwas Urin, und sagen Sie ihm, daß Sie daraus gern eine D 4, D 5 und so weiter hätten. Ist nach dem Verbrauch der D 5 der Zustand nicht verändert, wiederholen Sie die Einnahme immer mit einer höheren Potenzierung, z. B. D 6 bis D 8, D 10 bis D 30.

Dosierung: einmal täglich 10 Tropfen. Dies gilt bis D 8, ab D 10 sollten nur noch jeden zweiten bis dritten Tag 10 Tropfen genommen werden. Nach Aufbrauchen der Potenz kann noch einmal die gleiche Potenz neu hergestellt werden. Nach zweimaliger Gabe der gleichen Potenz sollte eine höhere Potenz gegeben werden, das heißt, nach der D 5 folgt eine D 6, und so weiter. Behandlungsdauer je nach Befinden. Weitere noch höhere Potenzen sind möglich. Dabei wird die Wirkung immer feinstofflicher und tiefgreifender.

Ohrentropfen

Dr. A. L. Pauls bezeichnet Urintherapie als eine Möglichkeit, generell die fünf Sinne zu aktivieren.

Besorgen Sie sich eine Pipettenflasche aus der Apotheke. Bevor Sie den Urin in den Gehörgang träufeln (nur bei intaktem Trommelfell), sollten Sie ihn erwärmen. Am besten ist Urin, der noch die eigene Körperwärme gespeichert hat. Nach dem Einträufeln in den Gehörgang sollte dieser mit einem ölgetränkten Wattebausch verschlossen werden. Ohne Ölpräparation würde nämlich der eingeträufelte Urin vom trockenen Wattebausch aufgesogen werden. Damit wäre dann der Gehörgang wieder leer und eine Therapie fände nicht statt. Man kann zum Verschließen des Gehörgangs selbstverständlich auch *Oropax* benutzen. Nehmen Sie immer nur frisch gelassenen Urin und immer wieder frische Ohrenstöpsel.

Indikation: Gehörgangsekzem, Ohrensausen, Ohrenschmerzen, Trigeminus-Neuralgie (Nervenschmerzen im Gesicht), nachlassende Hörfähigkeit.
Kontraindikation: keine.
Vorteil: leicht anwendbar, preiswert, hochwirksam, ganzheitlich.
Nachteil: allenfalls der Geruch.
Dosierung: Tägliche Anwendung bis zur Besserung.

Nasentropfen

Besorgen Sie sich eine Pipettenflasche aus der Apotheke. Füllen Sie diese mit etwas frischem Urin auf, und träufeln Sie den Urin dann in die Nase. Beugen Sie den Kopf erst nach vorne, anschließend nach hinten, damit der Urin sich gut verteilt. Der Urin sollte körperwarm sein. Sonst ist es ratsam, ihn durch ein Wasserbad anzuwärmen. Immer nur frisch gelassenen Urin verwenden.

Indikation: allergisch bedingter Schnupfen, Erkältungsschnupfen, chronische und akute Stirnhöhlenentzündung, chronische und akute Kiefernhöhlenentzündung, trockene Nasenschleimhäute, wie sie zuweilen nach langer Anwendung herkömmlicher allopathischer Nasentropfen auftreten, Stinknase, Störung des Geruchssinns.
Kontraindikation: keine.

Augentropfen

Nach Dr. J. F. O. Quinn, USA, ist es möglich, den Grauen Star (zumindest im Anfangsstadium) mit Augentropfen in Verbindung mit Urinfasten wesentlich zu verbessern. Dr. A. L. Pauls schreibt dem Urin generell eine die fünf Sinne kräftigende Funktion zu.

Füllen Sie eine Pipettenflasche (30 ml) mit frischem Eigenurin. Verdünnen Sie den Urin mit abgekochtem Wasser im Verhältnis 1:5 plus 10 Tropfen *Salus-Augenbad* – (reiner Urin würde zu sehr brennen). Nicht den Morgenurin nehmen. Vor jeder Anwendung ist die Lösung neu anzusetzen. Nach Gebrauch ist die Pipettenflasche jeweils gut auszuspülen.

Indikation: Augenpflege, Bindehautentzündung, Gerstenkorn, Reizzustände im Bereich der Augenschleimhäute, Zugempfindlichkeit, allergisch bedingte Reizzustände, verklebte Augen morgens beim Aufwachen, beginnende Glaskörpertrübung, erhöhter Augeninnendruck, Augenmüdigkeit.

Kontraindikation: Wenn die Urinlösung trotz Verdünnung zu sehr brennen sollte, wäre diese Anwendung nicht geeignet, bzw. es müßte eine noch höhere Verdünnung versucht werden.

Vorteil: durch die Nosodenwirkung sehr wirksam, manchmal wirksamer als herkömmliche Augentropfen.

Nachteil: Tropfen sind stets neu anzusetzen; manchmal wegen des Brennens nicht geeignet. Dann müssen Sie auf normale Augentropfen zurückgreifen.

Dosierung: tägliche Anwendung ist möglich bis zur Besserung.

Salbe-Urin-Kombination

Tragen Sie an den betreffenden Stellen eine Salbe auf, die eine starke Wärmewirkung beim Einreiben entfaltet, zum Beispiel *Finalgon* oder *Traumasalbe 302* von Rödler.

Diese Wärmewirkung entsteht durch intensive Hautdurchblutung, ausgelöst durch die Salbenbestandteile. Die Haut zeigt sich dann deutlich gerötet. Man spürt meistens ein Brennen.

Reinigen Sie nun die Haut mit einem hautschonenden fettlösenden Mittel von den Salbenresten, bevor Sie mit Urin therapieren. Dann legen Sie eine Urinkompresse auf die so vorbereiteten Hautstellen und decken sie mit einer Plastikfolie und einer Wollauflage ab. Lassen Sie die Kompresse so lange liegen, wie es angenehm ist. Das sind in der Regel 20–30 Minuten. Täglich sollte nur eine Auflage gemacht werden.

Indikation: alle Knochenerkrankungen, wie Arthrosen, Arthritiden, Halswirbelsäulenbeschwerden, Schulter-Nacken-Beschwerden, Kreuz- und Rückenschmerzen, Muskelschmerzen, Nervenschmerzen, Schmerzzustände, die durch Wärme besser werden.

Kontraindikation: akut entzündliche Prozesse, die von sich aus intensive Wärme und Schwellungen entwickeln und Wärme nicht vertragen. Die Anwendung ist mehr für den chronisch degenerativen Prozeß geeignet.

Vorteil: Durch die Vorbehandlung mit wärmenden Salben erfolgt eine starke Hautdurchblutung (Hautreizung). Sie bewirken, daß die Urinbestandteile intensiv aufgenommen werden können. Dadurch erfolgt eine wirksamere Urintherapie im Krankheitsbereich.

Nachteil: strenge Indikationsstellung erforderlich; bei falscher Anwendung kann Verschlimmerung auftreten durch Überreizung.

Dosierung: Anwendung einmal täglich, nach 10 Behandlungen einwöchige Pause, dann ist eine Weiterbehandlung möglich. Für die Behandlungszeiten ist auf die Bekömmlichkeit und Hautverträglichkeit zu achten.

Haarpflege

Haarpackung: Reiben Sie die Haare mit frischem Urin ein. Massieren Sie den Urin mit den Fingerspitzen in die Kopfhaut ein. Anschließend decken Sie mit einer Plastikhaube den Kopf ab und lassen den Urin etwa 30 Minuten einwirken. Dann waschen Sie die Haare mit Urin respektive mit regenerierendem Shampoo aus, zum Beispiel *Rosmarin-Shampoo* der Firma Weleda.

Indikation: trockenes oder fettiges, brüchiges Haar, Haarausfall, Schuppen, trockenes und feuchtes Kopfhautekzem. Regeneration des Haarbodens und des Haarwuchses.

Kontraindikation: stark entzündlich veränderte, nässende Kopfhaut; diese ist wie eine Wunde zu therapieren.

Vorteil: gute Wirkung bei längerfristiger, regelmäßiger Anwendung.

Nachteil: Geruch des Urins.

Dosierung: Zwei- bis dreimal wöchentlich.

Haarwäsche: Waschen Sie die Haare mit Alturin. Er muß vorher drei Tage lang im geschlossenen Gefäß reifen. In dieser Zeit wandeln sich Urinbestandteile in Ammoniak um. Dieses Ammoniak verbindet sich mit dem natürlichen Haarfett zu einer seifenähnlichen Substanz. Waschen Sie die Haare auf Wunsch nach der Urinwäsche mit einem regenerierenden Shampoo (*Rosmarin-Shampoo* von Weleda). Spülen Sie anschließend gut aus. Diese Form der Haarwäsche hat einen regenerierenden Effekt auf Haarschäfte und Haarwurzeln. Es ist nicht unbedingt erforderlich, daß Sie mit Normalshampoo nachwaschen. Dies ist nur für den Fall, daß Sie nach der Urinwäsche das Gefühl der Unsauberkeit haben. Nach der Urinwäsche reicht in der Regel ein kräftiges Ausspülen mit klarem, warmem Wasser, eventuell etwas Obstessig zusetzen.

Indikation: Anregung des Haarwuchses, Verbesserung der Haarstruktur.
Kontraindikation: keine
Vorteil: ein natürliches biologisches Haarwaschmittel, wie es früher von unseren Vorfahren verwendet wurde. Nachzulesen ist es in dem Buch *Ein ganz besonderer Saft – Urin* von Carmen Thomas.
Nachteil: Manchmal riecht das Haar etwas nach Urin. Dann ist das Nachwaschen mit einem Shampoo zu empfehlen.
Dosierung: Zwei- bis dreimal wöchentlich. Packung und Wäsche können unabhängig voneinander eingesetzt werden.

Verbände

Tränken Sie ein Stück Verbandsmull mit Urin, und legen Sie es auf die Wunde. Das Ganze wird mit einem Stück Plastikfolie abgedeckt. Damit können Sie Wunden jeder Art verbinden. Lassen Sie die Wundauflage mindestens eine Stunde einwirken. Es kann etwas brennen. Sie können den Verband aber auch so lange tragen, wie es angenehm ist. Lassen Sie nach dem Abnehmen des Verbandes möglichst Luft an die Wunde heran.

Indikation: Wunden jeder Art, außerdem Prellungen, Verstauchungen, Hautabschürfungen, Nagelpilz. Hier wird der Nagel so weit wie möglich zurückgeschnitten. Der Urin muß das Nagelbett oder die weißlichen, veränderten Nagelbereiche erreichen können. Sehr gut sind Nagelmykosen zusätzlich mit *Terp-Ozon-20* (Nagelöl) zu behandeln.

Kontraindikation: keine.

Vorteil: eine hochwirksame, ganzheitliche, biologische Therapie mit Nosodenwirkung, die in relativ kurzer Zeit erstaunliche Wirkungen zeigen kann.

Nachteil: Es brennt manchmal bei frischen Wunden. Es riecht zuweilen. Man muß unter Umständen Pausen einlegen, damit die Haut sich erholen kann.

Dosierung: Behandlung erfolgt nach dem Krankheitszustand. Täglicher Verbandswechsel ist empfehlenswert. Urin-Nagel-Therapie zur Nacht anwenden, morgens *Terp-Ozon-20* auftragen.

Betupfen

Nehmen Sie Mulltupfer. Tränken Sie diese Tupfer mit frischem Urin. Betupfen Sie damit Hautverletzungen, Wunden, Ekzeme. Wiederholen Sie diesen Vorgang mehrmals im Laufe des Tages. Nach dem Betupfen wird nicht extra abgetrocknet; lassen Sie die mit Urin befeuchteten Stellen an der Luft trocknen. Behandelt wird nur bei Verträglichkeit mehrmals täglich, und zwar solange, bis sich der gewünschte Erfolg einstellt.

Indikation: wie Verbände.

Kontraindikation: keine.

Vorteil: gute Wirkung, ganzheitliche, biologische Therapie.

Nachteil: Es brennt auf frischen Verletzungen. Man muß der Haut manchmal Zeit zur Regeneration geben, indem man Behandlungspausen einschiebt.

Dosierung: täglich mehrmals anwenden.

Instillation

Besorgen Sie sich bei Ihrem Therapeuten eine 10-ml-Spritze. Sie füllen sie mit Urin. Dann führen Sie den Spritzenkonus in die Fistelöffnung ein und drücken den Urin hinein. Hierzu noch eine Empfehlung zur Intensivierung der Wirkung: Besorgen Sie sich aus der Apotheke eine Packung *Hewetraumen* (50,0). Damit mischen Sie den Urin im Verhältnis 3 : 1. Bei einer 5-ml-Spritze haben Sie dann etwa 1,6 *Hewetraumen* und 3,2 ml Eigenurin. Sollte der Spritzenkonus zu dick für die Fistelöffnung sein, lassen Sie sich eine 12er Injektionsnadel vom Therapeuten geben. Davon brechen Sie den metallenen Teil ab. Jetzt können Sie nur mit dem Kunststoffteil auf dem Spritzenkonus arbeiten. Den setzen Sie nämlich auf den Spritzenkonus auf. Er paßt in jeden feinen Fistelgang hinein.

Indikation: Fistelbehandlung.

Kontraindikation: keine.

Vorteil: Die sterilisierende Wirkung des Urins säubert Fistelgänge und andere Hohlräume. Dadurch wird der Heilungsprozeß gefördert und internen Entzündungen vorgebeugt. *Hewetraumen* unterstützt das.

Nachteil: keiner. Der aus dem Hohlraum nicht ablaufende Urin wird vom Körper absorbiert. Er stärkt als Immunstimulanz von innen her die Körperabwehr.

Dosierung: einmal täglich oder nach Bekömmlichkeit und Zustand.

Vaginaldusche

Hierzu brauchen Sie einen Irrigator aus dem Sanitätshaus.

Indikation: Scheidenpilz, Entzündungen im Vaginalbereich, Milieustörungen, wie sie besonders durch enge Kleidung, Kunststoffwäsche, mit »Chemie« getränkten Monatsbinden und Tampons entstehen können.

Kontraindikation: keine.

Dosierung: bei akuten Störungen täglich, bei chronischen Störungen 2–3 mal wöchentlich.

Vollbad

Füllen Sie die Badewanne für ein Vollbad. In die mit Wasser gefüllte Wanne gießen Sie etwa 1 Liter Urin als Badezusatz hinzu. Sie können selbstverständlich auch noch medizinisch angezeigte Badezusätze hinzugeben, zum Beispiel Moorbäder, Heublumenauszüge.

Indikation: kosmetische Wirkung zur Hautpflege, medizinische Wirkung bei Ekzemen; zur Ableitungstherapie (dies besonders bei Meersalzbädern), Blutdruckregulierung, Stoffwechselaktivierung, Schlafförderung, Stärkung der Körperabwehr.

Kontraindikation: bei Verbot von Vollbädern aus medizinischer Sicht, zum Beispiel unmittelbar nach Operationen, bei Herz-Kreislauf-Schwäche, Altersschwäche. Womöglich kann in solchen Fällen mit Teilbädern gearbeitet werden.

Vorteil: balneostatisch günstige Urinwirkung über die Haut.

Nachteil: keiner, sofern die oben genannten Einschränkungen beachtet werden.

Dosierung: ein- bis zweimal wöchentlich, anschließend unbedingt 1–2 Stunden in Flachlage ruhen.

Ganzpackung

Sie kennen vielleicht eine normale Schwitzpackung. Hierbei wird der Körper bis auf das Gesicht vollständig wie eine Mumie eingepackt. Man benutzt dafür normalerweise Tücher, die mit Salzwasser, mit Kräuterauszügen oder mit ganz normalem, klarem Wasser getränkt sind. Die Temperatur der Tränkflüssigkeit sollte lauwarm bis warm sein. Fügen Sie der Tränkflüssigkeit Urin in beliebiger Konzentration zu. Doch beachten Sie: Je mehr Urin Sie hinzufügen, desto mehr riecht es – aber desto intensiver sind auch die Wirkung und der Hautreiz.

Zur Vorbereitung der Ganzpackung legen Sie eine große Wolldecke ins Bett und darauf eine Plastikplane. Plastikplane und Wolldecke sollten so groß sein, daß sie den ganzen Körper einhüllen können. Auf die Plastikplane legt man dann das angefeuchtete Laken, in das der Körper zuerst ganz eingewickelt wird, einschließlich der Füße. Dann erfolgt das Einwickeln in Plastikplane und Wolldecke. Zum Schluß folgt noch eine Bettdecke obendrauf. An den Seiten gut einstopfen. Man kann selbstverständlich auch einen Pyjama oder ein langes Nachthemd als Feuchtigkeitsträger nehmen. Wichtig ist nur, daß alle Tücher oder Kleidungsstücke als Feuchtigkeitsträger keinerlei Kunststoffasern enthalten, sondern nur aus unbehandelten Naturstoffen bestehen. Bleiben Sie so lange in der Packung liegen, wie es Ihnen angenehm ist. Am besten ist natürlich, wenn die Packung zu einem kräftigen Schwitzen führt. Hinterher ist es unbedingt wichtig, sich abzuduschen und den ganzen Körper mit *Kanne Brottrunk* einzureiben. Nach dem Abduschen sind 1–2 Stunden Bettruhe obligatorisch.

Indikation: Schwitzen, Ableiten von inneren Erkrankungen und Stoffwechselschlacken. Brechen von akuten Erkrankungen, Hautregeneration, Durchblutungsförderung.

Kontraindikation: Schwäche des Herz-Kreislauf-Systems, Phobien gegen Eingepacktsein, frische Wunden (Hitzestau).

Vorteil: Der Zusatz von Urin verstärkt die Ableitungstherapie und somit die Entgiftung durch kräftigen Hautreiz. Urin wird teilweise über die Haut aufgenommen und entfaltet somit auch von innen her zusätzlich eine stoffwechselaktivierende, abwehrsteigernde, durchblutungsfördernde Wirkung.

Nachteil: Nicht jeder verträgt solch eine Schwitzpackung. Es riecht unter Umständen zu sehr nach Urin. Man muß genügend Zeit für das ein- bis zweistündige Schwitzpackungsvergnügen und die anschließende Nachruhe haben.

Dosierung: je nach Erkrankungssituation ein- bis dreimal wöchentlich, beziehungsweise nach Bekömmlichkeit und Krankheitsverlauf.

Zum Schluß noch ein paar grundsätzliche Hinweise: Die gegebenen Dosierungsvorschriften sind allgemeine Richtlinien. Von ihnen kann je nach Lage des Einzelfalls und Empfindung abgewichen werden. Es entscheiden Bekömmlichkeit, Krankheitsverlauf und Kombinationen mit anderen Zusatzbehandlungen über Anwendungshäufigkeit und Anwendungsdauer sowie über zwischendurch einzulegende Behandlungspausen. Der Körper braucht eine Unterbrechung, um die Behandlungsreize verarbeiten zu können. Man sollte sich merken: Viel hilft nicht viel, dafür weniger oft um so mehr.

Sind verschiedene Therapien am Tag im Einsatz, sollten 2–3 Stunden Zeit dazwischen liegen. Akute Erkrankungen benötigen meist kurzzeitige, häufige Behandlungen am Tag, chronische Erkrankungen länger andauernde, dafür seltenere Behandlungen, zum Beispiel alle 2–3 Tage. Je stärker die Behandlung einwirkt, desto weniger häufig sollte sie gegeben werden (zum Beispiel Vollbad); je sanfter sie ist, desto häufiger kann sie eingesetzt werden (zum Beispiel Nasentropfen). Maßgebend für die Entscheidung über Dosierung und Behandlungspause sind immer die Bekömmlichkeit und der Krankheitsverlauf, wie oben gesagt. Behandlung ist stets individuelles Eingehen. Dabei sollte im Zweifelsfall lieber auf eine Behandlung am Tag verzichtet werden, als daß man mit Gewalt etwas erzwingen will. In der Naturheilkunde gibt es eine grundlegende Regel, die jeder bei Selbstbehandlungen beachten sollte: Zu starke Reize zerstören den Heilungseffekt, mittelstarke Reize blockieren die Heilung, schwache Reize fachen sie an.

Tips und Kniffe

Bevor der Baumeister mit Steinen und Mörtel den Hausbau beginnen kann, ist allerhand an Vorbereitung gelaufen. Da mußte zunächst ein Baugrundstück gefunden werden. Der Architekt oder die Architektin machte eine Bauzeichnung, und die Behörden gaben ihren Segen. »Gute Vorbereitung ist das halbe Werk.« Mit anderen Worten: Die richtigen Schritte zu Anfang ersparen die Hälfte der Arbeit. So, wie der Anfang solide und folgerichtig geplant wurde, ist das Ergebnis der Aktion. Das trifft auch für die Eigenharntherapie zu. Sie wollen ja die heilsame, segensreiche Wirkung dieses »ganz besonderen Saftes Urin« auch spüren können. Es gilt deshalb, sich über folgende Dinge Klarheit zu verschaffen und entsprechende Maßnahmen zu treffen:

- Eigenharntherapie und notwendige Medikamente: Welche Medikamente kann ich absetzen? Wie muß ich mich im Hinblick auf Medikamente verhalten, die weiter eingenommen werden müssen? Kann ich allopathische Medikamente durch Naturmedizin ersetzen?
- Die ausreichende Trinkmenge: Was soll ich trinken? Wie soll ich trinken?
- Die richtige Ernährung und Eigenharntherapie: einige grundlegende Gedanken und Vorschläge.
- Zusätzliche Therapien, um die Wirkung der Eigenharntherapie zu vertiefen.

- Der Säure-Basen-Haushalt des Körpers als Quelle für Krankheit und Gesundheit: grundlegende Gedanken und Konsequenzen.
- Rauchen und Eigenharntherapie.
- Alkohol und Eigenharntherapie.
- Drogen und Eigenharntherapie.
- Die Einflüsse von Elektrosmog und Erdstrahlen.
- Umwelt und Entgiftung.
- Frühjahrsputz für den Körper.

Medikamente – unser täglich Brot?

Vor kurzem las ich in einem Fachartikel einen bemerkenswerten Satz, der mich im nachhinein sehr beschäftigte. Dort stand: »Die westliche Medizin kennt nur das Yang, aber nicht das Yin.«

Ich kann an dieser Stelle nicht ausführlich auf die Lehre von Yin und Yang eingehen. Deswegen sei nur soviel gesagt, daß der Taoismus als Grundlage der traditionellen chinesischen Medizin alle Phänomene unserer Welt entweder der Yin- oder der Yang-Qualität zuordnet. Yang steht für das Energetische, Yin für das Stoffliche. Wärme wäre demnach Yang, und Blut hätte Yin-Charakter, um ein Beispiel zu nennen.

Wenn ich immer nur das eine anspreche, um das andere zu regulieren, kann das nicht gut sein. Das Leben ist Polarität. Ich muß mit beiden Phänomen gleichermaßen in Harmonie leben. Es wird operiert, um das Yang der Entzündung oder das gestaute Yang in der Wucherung aus dem Körper zu entfernen. Es werden Medikamente verordnet, um den Körper zu stärken, damit das Yang angeregt wird. Es werden Beruhigungsmittel gegeben, um das überschießende Yang zu dämpfen. Und der Eigenharn? Er wäre Yin als Saft mit Yang-Komponente durch die gespeicherte Wärme. Ich will hier jedoch keineswegs untersuchen, wann zum Beispiel eine Therapie auf der Yin-Schiene besser wäre, als ständig das Yang anzuregen oder zu dämpfen.

Mir geht es hauptsächlich um die Frage: Ist es überhaupt erforderlich, in allen Fällen unbedingt Medikamente zu schlucken? Gibt es andere Wege?

Armstrong warnt in einem Buch über die Urintherapie davor, überhaupt Medikamente zu nehmen, wenn man Urintherapie anwenden will. Ich persönlich sehe dieses Thema etwas differenzierter, zumindest auf Naturheilmittel bezogen. Es gibt ja schließlich Krankheitszustände, die unbedingt ein Medikament erforderlich machen. Ich denke hier zum Beispiel an den Diabetes. Wer Insulin haben muß, soll sein Insulin weiternehmen. Er muß es tun! Es gibt hochgradige Herzschwächen, die eine Herzstütze in Form eines allopathischen Medikaments unabdingbar machen. Einem davon Betroffenen vor der Eigenharntherapie die Herzstütze zu nehmen hieße, ihn förmlich in die Verschlimmerung oder gar in den Tod zu treiben.

Aber jeder sollte sich unabhängig davon einmal Gedanken darüber machen, welche Medikamente für ihn unerläßlich sind und worauf er verzichten kann. Das läuft auch darauf hinaus, sich zu überlegen, ob es richtig ist, jede erwünschte Heilung unbedingt einem Medikament zu überantworten. Es werden viel zu viele Medikamente zu leichtfertig und zu oft geschluckt. Es tangiert auch die Frage nach mehr Eigenverantwortung in Therapie und Vorbeugung und führt schließlich mitten hinein ins Zentrum: Wo kann ich durch Anregung der Selbstheilungskräfte den Körper dazu veranlassen, die Auseinandersetzung mit der Erkrankung selbst zu übernehmen? Ich möchte Sie dazu motivieren, sich mit diesen Fragen auseinanderzusetzen, gegebenenfalls auch in einem Gespräch mit einem erfahrenen Therapeuten.

Ich vertrete die Ansicht, daß vor allem jedes allopathische Medikament, auf das Sie verzichten können, den Erfolg der Eigenharntherapie begünstigt. Im Klartext heißt das, kein allopathisches Mittel zu nehmen, wo es die Umstände zulassen. Es gibt durchaus die Möglichkeit, durch biologische, naturheilkundliche Medikamente den Prozeß der Eigenharntherapie zu fördern und damit das allopathische Medikament zu ersetzen. Eine weitere Frage ist natürlich, ob nicht überhaupt auch auf ein Naturheilmittel verzichtet werden kann zugunsten anderer Maßnahmen wie zum Beispiel Eigenharntherapie oder Ernährungsumstellung. Es bleibt aber auch die Feststellung, daß es ausgewählte, naturheilkundliche Mittel gibt, die eine Eigenharntherapie unterstützen können.

Wenden wir uns zunächst dem Problem zu, daß jemand bestimmte Medikamente nicht absetzen darf. In diesem Fall muß man sich darüber im klaren sein, daß insbesondere das Trinken des Urins unter Umständen eine Wirkungsverstärkung von Medikamenten verursacht. Schließlich wird das Medikament im Körper abgebaut, oder es bildet einen Wirkstoffspiegel im Körper, dessen Überhang ausgeschieden wird. Rückstände dieses Mittels oder dieser Abbauprodukte können im Urin auftauchen oder den Urin biochemisch verändern. Sie werden dann durch das Trinken des Urins oder durch das Injizieren von Urin dem Körper wieder zugeführt. Es tritt eine Kumulierung auf. Es können sich sowohl Laborwerte als auch Körperreaktionen verändern. Wer Medikamente nehmen muß, sollte deswegen in jedem Fall kontrollieren, ob sich in seinem Befinden etwas verändert. Ich empfehle in dem Fall, sich von einem Therapeuten beraten und betreuen zu lassen oder, wo das nicht möglich ist, bei unangenehmen Reaktionen Behandlungspausen einzulegen. Ein weiteres gutes Mittel ist, sich in solchen Fällen den Urin zu homöopathisieren (siehe S. 108ff.).

Wichtig ist, ausreichend zu trinken, damit ein Ausschwemmen und damit auch eine Verdünnung erfolgt. Zweieinhalb Liter Flüssigkeit pro Tag sind dafür notwendig, sofern krankheitsbedingt keine Beschränkung der Flüssigkeitsaufnahme vorliegt. Wenn man durch die Urintherapie dem Körper fortlaufend Rückstände wieder zuführt, muß man auch damit rechnen, daß verstärkt Entgiftungsvorgänge einsetzen und die Ausscheidung sich vermehrt. Dafür ist unbedingt eine ausreichende Trinkmenge wichtig, da der Körper nur ausscheiden kann, wenn genügend Flüssigkeit vorhanden ist. Auszuscheidende Stoffe müssen sich an Flüssigkeiten binden können.

Es ist auch zu beachten, daß der alternde Mensch eine weniger leistungsfähige Niere und weniger Flüssigkeitsreserven besitzt. Die Ausscheidungsprozesse sind bei ihm deswegen verlangsamt. Je mehr er trinkt, desto mehr werden diese Ausscheidungsvorgänge wieder aktiviert. Es gibt zudem die Möglichkeit, durch Homöopathisierung des einzunehmenden allopathischen Medikaments die Entgiftungsvorgänge zu unterstützen. Darüber hinaus existieren andere Verfahren, zum Beispiel die Mora-Therapie, mit deren Hilfe man einzunehmende allopathische Medikamente in Form einer Nosode aufbereiten und dem Körper zuführen kann, so daß die Ausschleusung verbessert wird. Negative Rückwirkungen werden dadurch in der Regel zumindest gemindert.

Kommt es trotz all dieser prophylaktischen Maßnahmen dennoch zu Überreaktionen, muß man mit der Eigenharntherapie vorübergehend aussetzen. Wenn sich der Körper dann erholt hat, beginnt man wieder zu therapieren. Man setzt nach einer individuell festzulegenden Therapiezeit ein zweites Mal aus und beginnt dann von neuem. Diese Schaukeltherapie kann dann so lange wiederholt werden, bis der Körper entweder die Eigenharntherapie komplikationslos akzeptiert oder man nur in diesem Schaukelrhythmus behandeln kann. Unterstützende Maßnahmen, diese negativen Begleiterscheinungen in positiver Weise zu regulieren, sind dann tägliche, ausreichende Ruhephasen, Ernährungsumstellung sowie geeignete biologische Präparate. Ich denke hier an *Presselin Vesicatee N, Presselin Leber-Galle-Tee,* an Präparate, die die Ausscheidung insgesamt über Leber, Niere, Darm und Haut verbessern. Trockenbürsten, Licht-Luft-Bäder, Atemgymnastik, mehr Bewegung sind ebenfalls angezeigt. Ich empfehle auch Lymphmittel, kreislaufstützende Medikamente wie *Carataegutt* und Medikamente, die das Abwehrsystem verbessern *(Hevertotox-Tabletten)*. Von außerordentlicher Wichtigkeit ist auch eine geregelte Verdauung. Mindestens ein täglicher Stuhlgang sollte es sein. Wo nötig, muß mit Ernährungsumstellung, Darmtraining oder mit einem entsprechenden Präparat nachgeholfen werden. Wichtig sind dabei die richtige ballaststoffreiche Ernährung, das ausgiebige Kauen, die Ruhe beim Essen.

Ich habe hier bewußt nicht alle Präparate zur Therapie von Leber, Niere, Darm oder Kreislauf genannt. Lassen Sie sich von einem naturheilkundlich ausgerichteten Therapeuten oder in der Apotheke beraten. Wo das nicht möglich ist, sollten Sie zunächst Eigenharntherapie für zwei bis drei Tage anwenden und sich beobachten. Es wäre gut, wenn Sie wieder etwas mehr Gespür für den eigenen Körper entwickeln würden. Die Eigenharntherapie ist da ein gutes Training:

Sind nach ein bis zwei Tagen keine Reaktionen da, verlängern Sie die Dauer der Eigenharntherapie auf drei bis vier Tage und machen dann wieder eine Pause. So bekommen Sie recht bald das Gespür dafür, was Ihnen zuträglich ist oder nicht. Lassen Sie mich zum Schluß noch einmal zusammenfassen:

– Setzen Sie Medikamente ab, wo möglich.
– Wenn Medikamente nicht abzusetzen sind, gehen Sie behutsam vor durch kurzzeitiges Eigenharntherapieren, oder lassen Sie sich durch einen Therapeuten beraten. Setzen Sie zusätzlich Ernährung, ausreichendes Trinken, drainierende naturheilkundliche Medikamente ein.
– Machen Sie Eigenharntherapie, indem Sie Pausen einlegen, wenn Sie den Eindruck haben, daß sich Kumulativwirkungen zeigen.

Trinken ist wichtig

»Das Trinken ist gescheiter, das schmeckt schon nach Idee. Da braucht man keine Leiter, das geht gleich in die Höh!« sagt Joseph von Eichendorff in *Sängerleben*. In diesem Zitat steckt eine große Wahrheit. Viele von uns kennen sie, manche kennen sie und verstoßen dennoch dagegen. Es sollte doch zu denken geben, daß ein Mensch ohne Nahrung etwa einen Monat leben kann, aber ohne Trinken höchstens drei Tage. Wir sollten uns vor Augen halten, daß auch durch süßes Nichtstun schon bei geringen Temperaturschwankungen in unserer Umgebung der Körper einen halben Liter Wasser durch Hautverdunstung verliert. Sofern draußen die Sonne scheint und wir kräftig schwitzen, steigert sich diese

Menge leicht auf einen Liter. Der Körper braucht pro Tag etwa zwei bis drei Liter Flüssigkeit, um seine Aufgaben erfüllen zu können. Er muß mit dem Urin 500 ml Wasser ausscheiden und über die Lunge 800 ml Feuchtigkeit. Er kann Stoffwechselschlacken nur über Flüssigkeitsbindung ausleiten. Je älter der Mensch wird, desto weniger Wasser kann er im Körper halten. Beim Kind sind noch 70–75 Prozent des Körpergewichts Wasser, beim älteren Menschen nur noch 50 Prozent. Deswegen muß grundsätzlich ein älterer Mensch mehr trinken, weil er weniger Reserven hat. Auch seine Nierenfunktion ist nicht mehr die eines jungen Menschen. Eingenommene Medikamente verbleiben deswegen länger im Körper, häufen sich an. Verteilt ist das Wasser zu 40 Prozent (30 Liter) im Körperzellbereich, zu 15 Prozent (11,3 Liter) im Zwischenzellbereich und nur zu 5 Prozent (3,75 Liter) im Blutplasma. Ist zu wenig Wasser da, wird das Blut zähflüssiger. Das Gewebe trocknet aus, Falten bilden sich. Die Zellen können ihre Arbeit nur noch unvollständig verrichten.

Auch Sie werden festgestellt haben, daß an heißen Sommertagen, wenn wir nicht soviel trinken können, der Urin dunkler wird. Trinken wir viel, hellt er auf. Er wird klarer, manchmal glasklar. Zwischen dem Flüssigkeitshaushalt und dem Elektrolythaushalt des Menschen besteht ein enger Zusammenhang. Natürlich spielt hierbei wiederum die Art und Weise unserer Ernährung eine große Rolle. Rohköstler bekommen über die vitalstoffreiche Ernährung sehr viel Flüssigkeit.

Unkontrollierte Flüssigkeitszufuhr kann wiederum schaden. Sie überlastet Kreislauf und Nieren und kann sogar zu einem Salzverlust führen. Das Verlangen nach Saurem und Salzigem ist dann oft die Folge. Ein Flüssigkeitsüberangebot be-

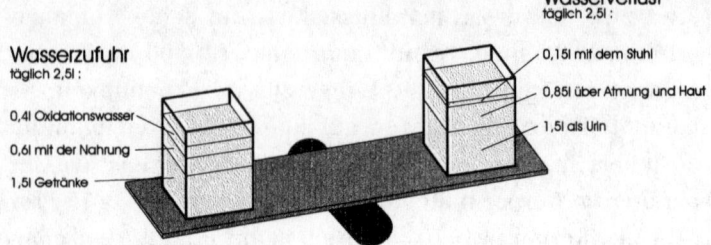

Wasserzufuhr
täglich 2,5 l :

0,4 l Oxidationswasser
0,6 l mit der Nahrung
1,5 l Getränke

Wasserverlust
täglich 2,5 l :

0,15 l mit dem Stuhl
0,85 l über Atmung und Haut
1,5 l als Urin

Flüssigkeitsbilanz des Körpers.

lastet Menschen mit hohem Blutdruck, gefährdet Nierenkranke, ist gefährlich bei Herzschwäche, Leberschäden und chronischen Lungenbelastungen. So verstehen sich auch all die hier genannten Hinweise auf zusätzliche Therapien nicht für Schwerkranke. Hierbei muß eine Urininjektionsbehandlung oder Urintrinken unter Aufsicht durchgeführt werden. Die Basiseinreibung kann selbstverständlich bei jedem erfolgen, auch bei den Schwerkranken, eventuell in abgemilderter Form.

Trinken Sie also ausreichend, daß der Urin nicht zu konzentriert ist. Zur Trinkmenge zählt nicht die Milch. Sie ist ein Nahrungsmittel und kein Getränk. Eine Suppe dagegen, ohne viel Salz zubereitet, ist der empfohlenen Trinkmenge zwischen zwei und drei Litern pro Tag zuzurechnen. Als Getränk vorzuziehen ist ein stilles Mineralwasser mit ganz geringem Kochsalz- und Mineralstoffgehalt. Mineralstoffe im Überangebot belasten die Niere; eine kranke Niere hätte besonders daran zu knabbern. Auch Kräutertees sind geeignet. Kaffee sollte man dagegen nur in Maßen trinken. Wenn man auf Koffein nicht verzichten kann, ist es ratsam, sich während der Urinkur auf Kaffee zu beschränken, dem der Röststoff entzogen ist *(Idee-Kaffee)*. Auch schwarzer Tee ist nicht empfehlenswert. Trinken Sie grünen Tee. Er besitzt ebenfalls eine anregende Wirkung. Empfehlenswert ist auch der Mate-Tee.

Trinken Sie regelmäßig und langsam. Auch Trinken hat seine Kultur.

Gutes Trinkwasser sollte einen ph-Wert von 6,7–7,0 haben. Der elektrische Widerstand liegt idealerweise um 6000 Ohm. Diese Voraussetzung erfüllt das *Haderheckwasser* aus Königstein im Taunus. Auch das Mineralwasser *Volvic* aus der Tiefe des Jura ist hierfür geeignet. Beide Mineralwässer haben wenig Mineralstoffe. Je mehr Mineralstoffe ein Wasser enthält, desto weniger Ohm mißt es. Mineralstoffe binden Wasser im Körper! Mineralstoffarme Heilwässer schwemmen Flüssigkeiten aus dem Körper besser heraus. Deswegen achten Sie bitte auf mineralstoffarme Heilwässer wie *Volvic* und *Haderheck*. Und da es so wichtig ist, hier noch einmal zur Wiederholung: Achten Sie vor allen Dingen auf einen niedrigen Natriumgehalt. Denn besonders Natrium speichert das Wasser im Körper. Und lassen Sie sich dabei nicht irritieren, wenn an anderer Stelle wieder davon die Rede ist, wie wichtig Mineralstoffe im Körper sind. Es kommt auf die Ausgewogenheit an.

Ernährung

»Der Mensch ist, was er ißt.« Mit anderen Worten: Ihr Körper ist ein Spiegelbild Ihrer Ernährung. Hierzu gibt es eine interessante Geschichte, die diese Aussage bestätigt.

Im Ersten Weltkrieg war Dänemark einer Blockade ausgesetzt, so daß wichtige Nahrungsmittel nicht importiert werden konnten. Man machte aus der Not eine Tugend und entwickelte eine Ernährung, die überwiegend aus Kartoffeln, Getreide, Brot, Obst, Gemüse und Milch bestand. Und siehe da, Wundersames geschah. Gemäß Gesundheitsstatistik sank unter dieser scheinbar dürftigen Ernährung die Sterblichkeit der Bevölkerung um 20 Prozent. Alterserkrankungen, Herz- und Altersschwäche gingen zurück, die Altersschwäche sogar um 48 Prozent.

Ende der Geschichte und Vorhang auf zur zweiten Geschichte: Sie spielt auf dem Hilfskreuzer »Kronprinz Wilhelm«. Dort bekam die Besatzung Lebensmittel in Hülle und Fülle: Fleisch, Fett, Zucker, Käse und alles, was das Herz begehrte, Weißbrot, Süßigkeiten, Kaffee. Die Matrosen brauchten nur zuzulangen! Und was geschah? Die Besatzung fiel reihenweise um. Lähmungserscheinungen, Herzerweiterung, Muskelschwund, Druckschmerz plagten sie. Das Schiff mußte schließlich in Amerika ankern. Ernährung hatte die Mannschaft krank gemacht. Es war eine vorwiegend säurebildende Ernährung gewesen. Nach wenigen Wochen an Land waren alle wieder gesund. Die richtige Kost hatte es geschafft. Dabei war nicht die Kalorienzahl maßgebend gewesen, sondern die Ausgewogenheit. Ich möchte das vorherige Zitat umkehren und es so formulieren: »Der Mensch ißt, was er ist.« Eine Studie, die vor wenigen Jahren in Amerika durchgeführt wurde, bestätigt das. Ihr Ziel war es, Zusammenhänge zwischen Geist, Seelenverfassung und Nahrungsqualität nachzuweisen. Die Studie bewies, daß ein direkter Zusammenhang zwischen Nährstoffauswahl und geistiger Haltung besteht. Die beruhigende Erkenntnis aus diesen Forschungen ist aber, daß ich mit meiner Ernährung andererseits Einfluß auf meine Seelen- und Geistesverfassung nehmen kann.

Wichtig ist festzuhalten: Unsere Nahrung bestimmt in erster Linie den Körperzustand. Sie reguliert den ph-Wert des Urins. Sie macht uns sauer und das nicht nur psychisch. Wo Säure ist, kommt es zur Verhärtung. Säure ist aggressiv. Wer einmal einen Gichtanfall durch Harnsäure hatte, weiß darüber zu berichten. Die richtige Nahrung reguliert auch die ausgewogene Nährstoffversorgung des Körpers. Sie bestimmt, ob wir genügend vitalstoffreiche Mineralstoffe und Vitamine bekommen und Enzyme bilden können. Sie entscheidet über das Ausmaß der anfallenden Schlackenstoffe im Körper.

Ich weiß, das Thema Ernährung ist ein heißes Thema. Ich weiß aber auch, daß jede These eine Antithese herausfordert. Ernährungsrichtlinien kamen und verschwanden wieder, haben sich häufig gewandelt über Jahre und Jahrzehnte. Dennoch ist dieses Thema außerordentlich wichtig als Vorbereitung und Begleitung der Eigenharntherapie. Sie sollten versuchen, über die Ernährung die Säurevalenzen des Körpers soweit wie möglich abzusenken. Je basischer Ihr Urin wird, desto besser funktioniert die Ausscheidung. Je mehr Flüssigkeitsbestandteile der Urin hat, desto mehr kann er aufnehmen oder aus dem Körper ausleiten. Diese Voraussetzung findet man bei sehr wenigen Menschen. Zumindest stelle ich in meiner Praxis immer wieder bei Untersuchungen fest, daß die Patienten zuviel Säure in sich haben. Und das ist kein Wunder, wie die Statistik auf Seite 134 von *Globus* zeigt.

Vergessen wir nicht: Lebensmittel sollten Nahrungsmittel, und Nahrungsmittel sollten Heilmittel sein!

Die erste Gruppe bildet Säure. Dazu gehören Fleisch, Fisch, Wurst, Hülsenfrüchte, weißer Industriezucker, Auszugsmehle, raffinierte und erhitzte Öle, Fette, Schokolade, Bohnenkaffee, schwarzer Tee, Käse.

Soviel wäre gesund	Soviel nehmen wir tatsächlich zu uns
500 g Milch und Milchprodukte	185 g = 37 % vom Soll
250 g Gemüse	152 g = 60 % vom Soll
250 g Kartoffeln/Reis	162 g = 65 % vom Soll
240 g Brot	160 g = 66 % vom Soll
200 g Frischobst/Obstsaft	184 g = 92 % vom Soll
120 g Fleisch/Fisch	165 g = 138 % vom Soll
60 g Wurst/Käse	106 g = 178 % vom Soll
45 g Streichfett	40 g = 89 % vom Soll
0 g Alkoholische Getränke	243 g = das 243fache vom Soll
0 g Limonaden/Cola	100 g = das 100fache vom Soll
0 g Gebäck	56 g = das 56fache vom Soll
0 g Süßwaren/Zucker	31 g = das 31fache vom Soll

Die zweite Gruppe bildet Basen. Dazu gehören frisches Obst, Gemüse, Küchenkräuter, Maronen, Zitronen, Sojabohnen, Nüsse und Nußprodukte, naturbelassene Milch und Milchprodukte, milde Käsesorten, *Kanne Brottrunk.*
Die dritte Gruppe zeigt ausgewogene Säure-Basen-Verhältnisse. Dazu gehören alle Vollkorngetreidearten, frische naturbelassene Milch, frisch geerntete Nüsse, Vollkornbrot, Vollkornprodukte, frische Butter, Reis.
Und jetzt vergleichen Sie diese Informationen mit dem Experiment aus den Jahren 1917/18 in Dänemark. Interessant, nicht wahr? Prüfen Sie aber auch einmal ehrlich, was Sie täglich essen.
Sie sollten sich mehr basischen Nährstoffen zuwenden. Es gibt genügend entsprechende Literatur. Aber verteufeln Sie die Säure nicht total. Auch sie brauchen wir. Nur das Übermaß schadet, das Säure-Basen-Verhältnis entscheidet. Die Grundregel einer gesunden Ernährung besagt: ein 75 kg

schwerer Mensch sollte seinen Energiebedarf wie folgt dekken:

10–15 Prozent Eiweiß, 30 Prozent Fett, 55–60 Prozent Kohlenhydrate.

Im Maßhalten liegt die Weisheit. Gerste, Weizen, Hafer, Roggen, Hirse und Buchweizen liefern wichtige Vollkornnahrung. Wenn Sie sie keimen lassen, können Sie teilweise ihren Vitamin- und Spurenelementegehalt bis zu 400 Prozent steigern. Damit stärken Sie sich optimal durch Vitalstoffzufuhr und bewirken eine Regulierung des Säure-Basen-Haushalts!

Der Tagesbedarf für einen 75 kg schweren Menschen sollte in etwa wie folgt gedeckt werden:

200–250 g	Getreide
150–200 g	Gemüse
100–150 g	Kartoffeln
50–100 g	Reis, Nudeln
250–300 g	Obst
400–500 g	Milchprodukte
30– 50 g	Fett und Öle (mehrfach ungesättigte)
150–200 g	Fleisch und Fisch (dreimal pro Woche)
1,5–2,5 l	Getränke (ohne Zucker)

Eiweiß, Fett und Kohlenhydrate sind die Grundstoffe unserer täglichen Ernährung. Aber wie geht der heutige Mensch mit diesen Grundstoffen um? Um die Jahrhundertwende, so hörte ich in einem Vortrag, nahm der Mensch 30 Prozent Kohlenhydrate zu sich. Dabei handelte es sich überwiegend um *komplexe* Kohlenhydrate wie Getreide, Brot; Zucker war Genußmittel, das sich nur Reiche leisten konnten. Komplexe Kohlenhydrate sind gut. Heute haben wir den Anteil von

Kohlenhydraten auf fast 70 Prozent gesteigert. Und das sind zu einem großen Teil einfache Kohlenhydrate wie Zucker oder Süßigkeiten. Sie sind gesundheitlich bedenklich, denn »süß macht sauer«. Die Säure löst zudem noch den Kalk aus den Zähnen und Knochen.

Fleisch, Milch und Milchprodukte sind die Haupteiweißträger. Der Anteil von Eiweiß in unserer täglichen Ernährung ist gegenüber der Jahrhundertwende ebenfalls enorm gestiegen. Ein 75 kg schwerer Mensch braucht etwa 75 g Eiweiß pro Tag. 300 g Fleisch ergeben etwa 25 g Eiweiß. Mit 900 g Fleisch am Tag hätte man den gesamten Eiweißbedarf gedeckt. Dabei ist noch nicht einmal berücksichtigt, daß auch Tofu, Milch und Gemüse Eiweiß enthalten. Der Mediziner Wendt wies nach, daß es bei einem zu hohen Eiweißanteil in der Nahrung zur Übersäuerung und zur Verschlackung des Bindegewebes kommt. Er prägte den Begriff der Eiweißspeicherkrankheit. Wenn das Bindegewebe verschlackt, können die Nährstoffe aus dem Blut nicht mehr ausreichend zu den Organen gelangen, denn sie müssen das Bindegewebe passieren. Hauterkrankungen, Herz-Kreislauf-Störungen, Probleme im Bereich der Organe, Leber, Galle und Milz, verstärkte Zysten- und Tumorbildung sind oft durch den zu hohen Anteil von Eiweiß und Kohlenhydraten bedingt. Das Blut wird zu zähflüssig, weil der Hämatokrin-Wert steigt. Die Fließeigenschaft verschlechtert sich. Die Sauerstoffversorgung läßt nach. Stoffwechselschlacken werden nur ungenügend ausgeschieden, denn sie müssen auch das verstopfte Bindegewebe passieren. Ausdruck solcher Übersäuerung sind oft kalte Hände und Füße, Nachlassen der Leistungsfähigkeit, Steifheit der Gelenke, Wetterfühligkeit, Muskel- und Gelenkschmerzen, Verstopfung, Oberbauchbeschwerden, Schlafstörungen, Kopfschmerzen. Das ist eine ganze Menge, finden Sie nicht auch? Hier heißt es, für Ausgleich zu sorgen! Ausgleich heißt Änderung der Ernährungsgewohnheiten. Es heißt Säure-Basen-Ausgleich, Umstimmung und Entschlackung durch Eigenharntherapie sowie Urinfasten. Es geht nämlich mit weniger Eiweiß. Nicht nur die Dänen haben das bewiesen. Auch die chinesische Bevölkerung beweist es uns. In China beträgt der Anteil des Fleischeiweißes an der täglichen Nahrung nur 5 Prozent. Dafür nimmt man zu über 90 Prozent pflanzliche Nahrung zu sich. Auch die Muttermilch enthält nur 1,5 Prozent Eiweiß. Kuhmilch versorgt uns mit 3,5 Prozent Eiweiß. Das sollte uns zu denken geben.

Während der Eigenharntherapie helfen uns die Basen eines ausgeglichenen Urins, Säuren zu neutralisieren. Was würde der Körper sonst mit diesen Säuren tun? Er lagert sie auf der großen Müllhalde des Körpers, im Bindegewebe ein. So übersäuern wir uns. Wir wundern uns dann, daß wir Rheuma bekommen. Die Niere vermag aber Säuren nur auszuscheiden, wenn wir uns richtig ernähren und genügend trinken. Ich wiederhole es hier noch einmal: mindestens zwei- bis zweieinhalb Liter sollten es pro Tag sein. Damit wären wir wieder bei der Eigenharntherapie, die in besonderem Maße dazu beiträgt, Säuren auszuscheiden und Verschlakkungen und Blockaden zu lösen. Je basischer der Urin ist, desto mehr kurbelt er den Stoffwechsel an. Um ihn basischer zu bekommen, müssen die Ernährung und das Trinken mithelfen, das ist nun klar.

Denken Sie bei der Ernährung auch an Vollwertkost. Sie ist nach Kollath möglichst naturbelassen und weitgehend frei von Schadstoffen. Es handelt sich dabei überwiegend um eine lakto-vegetarische Kost. Es werden Vollgetreideprodukte, Gemüse und Obst, naturbelassene Fette und Milchprodukte gegeben. Außerdem sind mäßige Anteile von Fleisch, Fisch und Eiern in der Kost enthalten, nicht jedoch Zucker. Ich sagte es schon, Zucker war früher ein selten konsumiertes Genußmittel. Inzwischen werden in der Bundesrepublik pro Kopf und Jahr zwischen 50 und 60 kg davon verzehrt. Zucker ist ein Säurebildner und Mineralstoffräuber, er ist oft Ursache von Allergien.

Ich fasse die wichtigsten Punkte noch einmal zusammen: Die Ernährungsumstellung soll den ph-Wert senken, die Qualität und die Ausscheidung des Urins optimieren und Vitalstoffe zuführen. Sie soll den Stoffwechsel- und die Körperabwehr verbessern. Damit schaffen Sie wichtige Voraussetzungen für eine erfolgreiche Eigenharntherapie. Und denken Sie daran: Die meisten Selbstmorde geschehen ungewollt mit Messer und Gabel.

Zusatztherapien

Zusatztherapien sind eine Möglichkeit, die Wirkungen der Eigenharntherapie zu erweitern und zu intensivieren. Sie können die Quellen der Selbstheilungskräfte stärker sprudeln lassen. Es gibt viele Möglichkeiten, über Zusatztherapien einzugreifen, hier einige Beispiele:

Ansteigende Fußbäder
Besorgen Sie sich eine Fußbadewanne. Darin befestigen Sie eine Einlage, damit die Füße aufgestützt sind, das Badewasser also die Fußsohlen umspült. Beginnen Sie mit Körperwärme, lassen Sie warmes Wasser hinzulaufen, so daß die Temperatur im Laufe der Badedauer von etwa 30–40 Minuten maximal 45 Grad erreicht und der Wasserstand Hand-

breit über dem Knöchel liegt. Hierbei sind eventuelle Herz- und Kreislaufstörungen zu beachten. Bei Krampfadern muß man besonders vorsichtig vorgehen, was Badedauer und Endtemperatur betrifft. Sie müssen nach dem Fußbaden unbedingt ruhen. Deswegen empfiehlt sich das Bad vor dem Schlafengehen. Es ist wichtig, daß Sie hinterher entspannt sind. Sonst sind Badezeit und Badetemperatur herabzusetzen. Ein Fußbad verbessert die Durchblutung und aktiviert die Funktionen der inneren Organe. Hier ist für uns besonders wichtig, daß Blase und Niere über die Reflexzonen an den Fußsohlen angeregt werden.

Diese Therapie ist vorzugsweise für Menschen geeignet, die unter kalten Füßen leiden oder über mangelnden Harnfluß klagen. Auch Menschen mit Durchblutungsstörungen profitieren davon.

Nierenwickel

In Höhe der Beckenoberkante bis zur Brustwarze wird der Körper mit einem handwarmen feuchten Tuch umwickelt. Dieses wird mit einer Plastikfolie und dann mit einem Wolltuch abgedeckt. Lassen Sie diesen Wickel so lange liegen, bis er ganz warm ist. Hinterher duschen Sie sich ab und legen sich etwa eine Stunde hin. Nierenwickel aktivieren die Nierenfunktion.

Trockenbürsten

Trockenbürsten aktiviert die »andere Niere«: Das ist die Haut!

Trockenbürsten verbessert die Durchblutung, die Lymphzirkulation und die Stoffwechselaktivitäten. Auf diesem Weg sorgt es für mehr Urinqualität. Fangen Sie immer mit dem rechten Fuß an. Dann folgen Unter- und Oberschenkel. Nehmen Sie dann den linken Fuß, Unter- und Oberschenkel, dann die rechte Hand, Unterarm, Oberarm, linke Hand, Unterarm, Oberarm, dann erst kommen Rumpf, Vorderseite und zuletzt der Rücken.

Massieren Sie immer kreisend in Richtung Herz. Trockenbürsten aktiviert die Nervenzellen, Lymphbahnen und Kapillaren der Haut, beziehungsweise des Unterhautgewebes, setzt einen Haut-Organ-Reiz, verbessert die periphere Durchblutung und die Hautatmung. Bürsten Sie auf keinen Fall auf Krampfadern, nässenden Hautekzemen oder Wunden.

Phönix-Entgiftungskur

Hierfür sind vier Mittel erforderlich: *Phönix-Phönohepan, Phönix-Solidago, Phönix-Antitox* gemischt mit *Lymphophön.* Jedes Mittel wird drei Tage lang im Wechsel genommen mit dreimal 30 Tropfen jeweils vor den Mahlzeiten. Die Kur dauert sechs Wochen.

Phönix-Phönohepan aktiviert den Leber-Galle-Bereich; *Phönix-Solidago* aktiviert die Niere; *Phönix-Antitox* mit *Lymphophön* entgiftet den Körper. Es sind Drainagemittel par excellence! Sie wirken als Eröffnungsmittel, Reinigungsmittel, abwehrsteigernde Mittel, die uns von Stoffwechselschlacken, Umweltgiften, Verkrustungen und Ablagerungen befreien. Sie unterstützen die Eigenharnwirkung und sind als spagyrische Mittel auch bei der Eigenharnbehandlung somit zu empfehlen nach dem Motto: Keine (Medikamenten-)Regel ohne Ausnahme!

Moxen

Moxa ist eine jahrtausendealte Therapie aus der chinesischen Heilkunde. Mit einer Moxa-Zigarre, die, ähnlich einer richtigen Zigarre, vorne glüht, werden organaktivierende, energieschaffende Hautpunkte erwärmt, indem man die Moxa-Zigarre *an*, nicht auf die Haut hält.

Moxa-Zigarren erhalten Sie in einigen Gesundheitsläden. Sie sind geeignet für alle Patienten, die Wärme als angenehm empfinden. Moxa-Therapie ist *das* Hausmittel in Asien; jeder Asiate kennt es. Somit ist es eine Therapie in der Hand des Laien, die viele Möglichkeiten zur Vorbeugung und Heilung schafft. Mit Moxa können Sie die Nierenfunktion aktivieren und die Stoffwechselleistung sowie Abwehrkräfte verbessern. Ihr Eigenurin bekommt mehr Vitalität und somit Wirkkraft. Moxa ist ein Energiestimulator. Was andere Wärmequellen nicht vermögen, das erreicht oft die einzigartige und unvergleichbare Moxawärme.

Bewegung

Hierzu ist eigentlich nicht viel zu sagen. Bewegung aktiviert den Kreislauf und verbessert die Durchblutung. Die drei Säulen der Naturheilkunde sind Ausscheidung, Durchblutung und Abwehr. Alle drei werden durch Bewegung gestärkt. Die Bewegung aktiviert auch die Niere und dient somit der Eigenharntherapie. Die Niere braucht Durchblutung.

Der Säure-Basen-Haushalt des Körpers

Sie wissen, im Magen brauchen wir Säure, um die Nahrung aufbereiten zu können. Im Darm schadet zuviel Säure. Sie würde die dort lebenden Darmbakterien und Darmenzyme sowie die Schleimhaut angreifen und den Aufbau von krank machenden Bakterien nebst Pilzen begünstigen. Um dies zu verhindern, ist ein gesundes Milieu erforderlich. Der Harn als spiegelbildliches, körpereigenes Konzentrat hilft als Korrelat des Blut-/Lymphsystems, dieses Milieu zu erhalten. Wird es stark gestört, kann die Darmauskleidung verstärkt durchlässig werden. Fremdeiweiß tritt dadurch ins Blut über. Es kommt zu Allergien. Es darf nicht vergessen werden, daß der Darm neben den Bakterien wichtige Nährstoffe wie Mineralien, Eiweißkörper und Metalle enthält und im Fall einer Störung auch wenig körperfreundliche, stinkende Gase absondern kann. Der Darm enthält 80 Prozent des Abwehrsystems mit einer über 300 m^2 großen Schleimhautfläche. Nur wenn er gesund ist, kann er optimale Abwehrfunktion, Nährstoffversorgung und Ausscheidung bewirken. Das Trinken von Urin hat hier eine regulierende Schlüsselfunktion.

Im Zellgewebe des Körperinnern stören generell Säureeinlagerungen. Sie irritieren, einfach gesagt, den Stoffwechsel und das vegetative Nervensystem. Übersäuerung ist die Ursache vieler akuter und chronischer Krankheiten wie Rheuma, Durchblutungsstörungen, Kopfschmerzen, Herzinfarkt, Appetitlosigkeit, Krebs, Schlaganfall. Die Sauerstoffversorgung des Gewebes verschlechtert sich bei zu hoher Gewebeübersäuerung. Der Abtransport von Stoffwechselschlacken wird dadurch behindert.

Um ein physiologisches Gleichgewicht zwischen Säure und Basen zu halten, verfügt der Körper über einen entsprechenden Mechanismus. Ausdruck des Säure-Basen-Verhältnisses ist der ph-Wert des Blutes, des Urins und des Speichels. Besonders im letzten Kapitel werden Sie hierzu noch einiges lesen.

Blut- und Gewebe-ph-Wert verhalten sich bei einer Erkrankung reziprok. Je alkalischer das Blut, desto saurer ist das Gewebe. Der Urin-ph-Wert verhält sich dagegen analog zum Gewebe-ph-Wert. Der Urin zeigt somit unmittelbar die Gewebesitution an und ist damit ein leicht zugänglicher Indikator. Man muß aber mehrmals am Tag den Urin-ph-Wert messen, da es ein sogenanntes Tagesprofil mit natürlichen Schwankungen gibt: morgens saurer, abends alkalischer. Bei dem Säure-Basen-Gleichgewicht muß man zwei Faktoren berücksichtigen:

1. daß unsere heutige Nahrung zu sauer ist und zu erheblichen Mengen zu saurer Stoffwechselprodukte führt und daß Streß, Bewegungsmangel und falsche Atmung ebenfalls Säure produzieren;
2. daß die Niere ein wichtiger Faktor bei der Schaffung eines ausgeglichenen Säure-Basen-Milieus ist. Hierbei bildet das Säure-Basen-Gleichgewicht mit der Regulation des Wasser- und Elektrolythaushaltes eine Einheit. Ein gesundes Säure-Basen-Gleichgewicht ist wiederum eine wichtige Voraussetzung für alle anderen physiologischen Körperfunktionen. Es ist schlechthin die Basis für die Lebensvorgänge im gesamten Organismus. Es ist die Grundvoraussetzung, um gesund zu werden, wenn ich krank bin, und um letztlich gesund zu bleiben. Die wichtigste Voraussetzung zur Harmonisierung des Säure-Basen-Gleichgewichts stellt, wie bereits ausgeführt, die entsprechende Ernährung dar.

Eine weitere Möglichkeit der Harmonisierung des Säure-Basen-Gleichgewichts besteht in der Gabe von Medikamenten, die mithelfen, ein mehr basisches Milieu aufzubauen. Solch ein Medikament ist *Alkala*. Das Präparat *Alkala* wird mit einem Indikatorpapier geliefert. Wenn man den Teststreifen in den Urinstrahl hineinhält, verfärbt er sich. Man kann dann den jeweiligen ph-Wert ablesen, indem man Verfärbung und Meßskala vergleicht. Sorgen Sie dafür, daß Ihr

Urin-ph-Wert gegen Abend zwischen 6 und 7 liegt. Der ph-Wert des Morgenurins ist immer niedriger und somit saurer. Er liegt in der Regel bei 5. Ernährungsumstellung, Regulierung der Nieren-, Darm- und Leberfunktion und, wenn dann noch nötig, *Alkala* sorgen für einen ausgeglichenen ph-Wert – aber bitte *vor* der Eigenharnkur.

Rauchen

Wenn Sie rauchen, müssen Sie sich darüber im klaren sein, daß sich Ihre Durchblutung verschlechtert, die Gefäße eng stellen, aggressive Freie Radikale gebildet werden und daß sich die Vitamin-C-Versorgung Ihres Körpers verschlechtert. Dazu kommen andere negative Auswirkungen, zum Beispiel Ablagerung von krebserregenden Rauchbestandteilen im Körper. Rauchen belastet mit Schwermetallen, fördert Lungen- und Herzerkrankungen, ist krebserregend, stört den Stoffwechsel und verkürzt die Lebenserwartung. Der Blutsauerstoffgehalt wird ungünstig beeinflußt. Es bilden sich Toxine, die vom Körper ausgeschieden werden und die Sie sich mit der Eigenharntherapie wieder zuführen würden. Das kann nicht im Sinne der Therapie sein. Denken Sie daran: »Rauchen macht schlank – aber nicht so, wie es die meisten möchten.

Alkohol und andere Drogen

Alle Drogen, die einen bewußtseinsverändernden Effekt haben, dienen uns nicht. Sie zerstören unsere Persönlichkeit, zumindest verändern sie sie im ungünstigen Sinne. Wenn sie zudem die Stoffwechselvorgänge des Körpers schwer belasten – über Leberschädigung, Enzymblockade, Bildung von zellaggressiven Freien Radikalen –, dann kann das nicht der Gesundheit zuträglich sein. Alkohol gehört ohne Frage zu den gesundheitsschädlichen Substanzen. Wer hätte nicht schon etwas von Leberzirrhose durch Alkohol gehört. Alkohol im Übermaß und regelmäßig konsumiert führt zu einer künstlich verstärkten Flüssigkeitsentleerung mit allen negativen Auswirkungen auf Spurenelemente. Alkohol bildet Fettzellen. Er greift negativ in den Enzymhaushalt ein, verändert die Durchblutung, den Wärmehaushalt, blockiert Vitamin- und Nährstoffresorption. Das beeinträchtigt das Wohlbefinden in hohem Maße. Lassen Sie die Finger vom Alkohol, wenn Sie gute Wirkungen mit Eigenharntherapie erreichen wollen.

Drogen bewirken Selbstzerstörung, Isolierung, Abhängigkeit. Dazu zählen auch Kaffee, Tee und vor allem Medikamente, wenn wir sie zwanghaft zu uns nehmen müssen, weil wir von ihnen abhängig sind. Drogen beeinträchtigen wichtige Stoffwechselvorgänge, Nervenfunktionen, die Durchblutung, das Säure-Basen-Gleichgewicht, das Sozialverhalten. Lassen Sie also auch davon die Finger, und entscheiden Sie sich statt dessen für die Möglichkeiten der Eigenharntherapie, ohne sie durch Drogen einzuschränken.

Elektrosmog und Erdstrahlen

Es gibt inzwischen genügend Untersuchungen, die festgestellt haben, daß elektromagnetische Einflüsse die Körperfunktionen beeinträchtigen. Dauerbelastung durch Starkstromleitungen vermögen Krebs auszulösen. Permanente

Abstrahlungen von Elektroleitungen oder elektrischen Geräten können Schlafstörungen, Konzentrationsstörungen und Schädigungen von Abwehr- und Stoffwechselfunktionen bewirken. Negative biochemische Veränderungen, meßbar in Laborwerten, sind die Folge solcher Blockaden.

Hierzu nur stichwortartig einige Faktoren:

Schwedische Forscher setzten Tiere in die Nähe von Elektroleitungen mit einem 50-Hz-Strom. Sie stellten eine krankhafte Veränderung des Kleinhirns der Versuchstiere fest. 50-Hz-Strom fließt auch in Ihren Elektroleitungen!

Professor Ree, USA, wies in seinen Arbeiten nach, daß Abstrahlungen von Neonröhren, Radios, Computern und Fernsehgeräten den Menschen schädigen. Depressionen, Müdigkeit, Lymphstörungen und Fieber waren die Folgen durch im Labor meßbare Veränderungen der verschiedenen biochemischen Parameter. Letzten Endes zeigten sie eine Verminderung der Vitalkraft des Körpers. Erdstrahlen haben eine ähnliche negative Wirkung auf den Menschen. Beide blockieren das Abwehrsystem.

Vergessen Sie auch nicht die Quarzuhr an Ihrem Handgelenk. Mikrowellenherde sind durch ihre Streustrahlen schädlich für den Menschen. Zudem denaturieren sie die Vitalstoffe aller Nahrungsmittel. Kurz gesagt, sie schädigen uns nicht nur, sie beeinträchtigen auch jede Therapie, also auch die Eigenharntherapie. Werfen Sie einen kritischen Blick auf Ihr Umfeld. Befreien Sie sich von diesen negativen Einflüssen, wo immer Sie können. Sie brauchen möglichst viele Vitalstoffe und Auxine (Wachstumshormone in den Keimlingen von Pflanzen) im Urin, um Selbstheilungskräfte zu aktivieren.

Umwelt und Entgiftung

Umweltgifte sind ein schwieriges Thema, denn niemand kann sich ihnen entziehen, auch nicht Reformhauskunden. Daß sie gefährlich sind, steht außer Frage. Wie viele in welcher Weise und welchem Ausmaß schädlich sind, mit welchen organ- und zellspezifischen Auswirkungen, ist ein weites Forschungsgebiet, das es noch zu erschließen gilt. Viele Umweltgifte stehen im Verdacht, krebsauslösend zu sein. Sie lähmen das Abwehrsystem. Sie blockieren wichtige Enzymreaktionen. Schwermetalle zerstören die Niere, die auch auf Elektrostrahlen empfindlich reagiert. Viele Dialysepatienten haben hier die Quelle ihres Leidens.

Unterhalten Sie sich mit einem erfahrenen Therapeuten, der von Umweltmedizin etwas versteht. Sie können durch Nosodenpräparate und Freie-Radikale-Fänger wie Vitamine A, C, E plus Selen etwas dagegen tun. Damit stützen Sie das wichtige Gluthadionsystem des Körpers. Zur Belastung dieser Art zählt auch die Amalgamfüllung in Ihrem Mund. Amalgam muß als hochgiftiger Sondermüll in der Zahnarztpraxis entsorgt werden!

Sie müssen davon ausgehen, daß alle Umweltgifte die Vitalkraft Ihres Eigenharns negativ beeinflussen. Diese Kraft aber benötigen Sie dringend für einen Behandlungserfolg. Andererseits stimulieren Sie mit der Eigenharntherapie immer wieder die Ausscheidungsorgane, das Hormon- und Abwehrsystem und mobilisieren sie für Ausscheidungsfunktionen – auch was Umweltgifte betrifft. Wo immer Sie eine Belastung eliminieren können, tun Sie es. Dazu gehört aber eine bewußte, kritische Auseinandersetzung mit dem Thema.

Frühjahrsputz für den Körper

Früher machten unsere Großväter und Großmütter Kuren eigener Art, allerdings ohne dafür in mondäne Kurorte reisen zu müssen. Sie schluckten Wacholderbeeren und Gemüsesäfte, aßen Löwenzahnsalat und gehackte Brennesseln, sie bereiteten Kräuterabsude zu, mit denen sie zum Frühjahr die Winterschlacken entfernten. Brennesselschlagen war gut, ebenso Einreiben mit selbstgemachtem Ameisenspiritus, um die Hautporen zu öffnen. Das alles sollten wir heute nicht vergessen. Es hilft uns genauso, denn diese Kuren wecken die Vitalkräfte in uns.

Unser Abwehrsystem ist durch die Umweltsituation so in Anspruch genommen, daß wir alles tun sollten, uns durch solche Vitalkuren von Schlacken und Giften zu befreien. Dazu zählt auch die Frühjahrskur mit Eigenharn. Es ist zu empfehlen, eine entsprechende Kur auch im Herbst zu machen, um winterfit zu werden. Im Winter oder Sommer schadet sie natürlich auch nicht – Eigenharn als Begleiter für das ganze Jahr!

Mögliche Körperreaktionen auf die Eigenharntherapie

Ich sagte es schon, wenn Sie Eigenharntherapie machen, kann – insbesondere beim Trinken der gesamten Eigenharnmenge pro Tag – Durchfall eintreten. Der Säuregehalt eines sehr sauren Urins kann die Bauchorgane so aktivieren, besonders die Darmschleimhaut, daß die Nahrung sturzbachartig »durchfällt«. Das passiert verständlicherweise besonders leicht beim vorgeschädigten Darm. Dann muß man aussetzen und eine Pause machen. Man sollte viel trinken und verstärkt mit den genannten Zusatztherapien versuchen, den ph-Wert des Urins zu senken. Die zusätzliche Einnahme von *Luvos Heilerde* oder *Carbo Königsfeld Kaffeekohle* hilft auch dabei. Gleichzeitig stärkt man damit die inneren Organe. Es kann außerdem zum Ansteigen der Herzfrequenz kommen, insbesondere beim Urinfasten und beim Trinken des gesamten Tagesurins. Reduzieren Sie dann Menge und Häufigkeit der Einnahme und nehmen Sie *Crataegutt* ein oder pausieren Sie kurz.

Man sollte versuchen, mit Darmsymbionten wie *Perenterol, Mutaflor schwach, Mutaflor stark* oder *Paidoflor* das Magen-Darm-Milieu zu stützen und Gifte zu absorbieren. Man sollte die Ernährung ändern.

Es kann Schweißausbruch auftreten, weil die Haut als Ausscheidungsorgan die Reinigungsprozesse unterstützt. Es ist möglich, daß Sie müde werden. Kopfschmerzen sind nicht auszuschließen. Depressive Stimmungen können auftreten. All das sind Zeichen einer verstärkten inneren Reinigung, sprich Mobilisierung von Schlacken. Sie sind deshalb positiv zu bewerten. Um aber keine zu große Belastung daraus entstehen zu lassen, ist, wie gesagt, immer ein kurzzeitiges Unterbrechen empfehlenswert. Während dieser Unterbrechung erholt sich der Körper wieder. Er wird mit dem Toxinstau besser fertig. Was Sie auf diese Weise verläßt, dient letztendlich Ihrem Wohlbefinden.

Es kann ein starkes Durstgefühl auftreten. Trinken Sie dann noch mehr. Kräutertees und stille Wässer sind hier angezeigt. Es kann das Hungergefühl zunehmen, weil die Stoffwechselaktivitäten zugenommen haben. Dann sollten Sie die genannten Ernährungsrichtlinien beachten, wenn Sie Ihre Mahlzeiten erweitern müssen. Essen Sie aber trotzdem spätabends nichts mehr. Ihr Schlaf kann sonst unruhig werden, und zwar ebenfalls durch die Anhäufung von Stoffwechselschlacken. Hier ist Ableitungstherapie über Haut, Niere und Darm angebracht. Ein Vollbad hilft hier weiter, zum Beispiel mit Heublumenbäderzusatz.

Es kann Frieren auftreten. Hier wäre Moxa-Therapie angebracht oder ein Vollbad. Trockenbürsten und warme Getränke tun ebenfalls gute Dienste. Manchmal tritt auch verstärkte Wetterfühligkeit auf, weil durch innere Prozesse der Reinigung verstärkt Körperherde aktiv werden. Kreislauflabilität ist ebenfalls ein Zeichen einer Belastung des Körpers mit Toxinen. Legen Sie dann eine Pause ein, und wählen Sie eine der Aus- und Ableitungsmaßnahmen. Es kommt möglicherweise auch zu Körper- und vor allem Mundgeruch oder zu Bauchrumoren und Blähungen.

Weil all diese genannten Körperreaktionen eintreten können, habe ich Ihnen über die beschriebenen Zusatzmaßnahmen Lösungsmöglichkeiten zur Auswahl gestellt. Ich wollte Ihnen durch die Hilfsmaßnahmen auch klarmachen, welch komplexes Geschehen durch Eigenharntherapie in Gang gesetzt wird, wie tiefgreifend die Wirkung zudem sein kann. Nun sind Sie jedoch bestens vorbereitet, die Eigenharntherapie zu Ihrem Nutzen erfolgreich anzuwenden.

Krankheiten, die sich mit Eigenurin erfolgreich therapieren lassen

Es ist selbstverständlich, daß die von mir gegebenen Behandlungsempfehlungen in ernsten Fällen die Betreuung durch einen Arzt oder Heilpraktiker nicht ausschließen. In solchen Fällen sind sie auch ausdrücklich als Zusatztherapie zu verstehen – neben der erforderlichen Grundtherapie eines Therapeuten. Nur leichte Erkrankungen und der Wunsch, Vorbeugung zu betreiben, rechtfertigen eine Selbstbehandlung durch die Laien.

Auch wurde von mir überwiegend auf Angabe von zusätzlich zu empfehlenden Medikamenten verzichtet. Solche Verordnungen sind ohne Kenntnis des Einzelfalls schwierig. Das gleiche trifft zu für Empfehlungen hinsichtlich der Lebensführung. Hier muß die individuelle Situation berücksichtigt werden. Ich rate im übrigen jedem, keine Experimente zu machen, sondern im Zweifelsfall und bei Komplikationen immer einen Therapeuten zur Sicherstellung einer Diagnose und richtigen Behandlung hinzuzuziehen. Meine Angaben in diesem Kapitel sollten deswegen stets nur unter diesen Gesichtspunkten verstanden werden.

Häufigkeit und Dauer der Anwendung sind individuell nach Verträglichkeit zu gestalten. Wer nicht den Eigenharn trinken möchte, kann das Urin-Bleibeklistier einsetzen. Nutzen Sie bitte nicht alle Therapievorschläge auf einmal, sondern treffen Sie eine geeignete Wahl. Die Frage eventuell notwendiger Begleitmedikamente, wie zum Beispiel Herzmittel,

Diabetesmittel, ist zu klären. Lesen Sie hierzu die Hinweise im Kapitel »Urinfasten« und im Kapitel »Tips und Kniffe«.

Die im folgenden jeweils unter »Therapie« aufgelisteten Vorschläge beziehen sich generell auf die im Kapitel »Anwendungsarten« erklärten Möglichkeiten der Eigenurintherapie. Zum Beispiel »Inhalation« bezieht sich auf das auf Seite 107f. vorgestellte Verfahren.

Hals, Nase, Ohren, Atemwege

Husten (bedingt durch Erkältung, Allergie)
Symptomatik: Husten.
Therapie: Inhalation, Nasenspülung, Basiseinreibung, Gurgeln, Brustwickel (Umschläge), Hustentee mit 10 Tropfen Eigenurin, *Hevertopect* Hustensaft (3 x 1 Teelöffel), abwehrsteigernde Mittel wie *Metavirulent* gemischt mit *Pascoetox* (Kinder 3 x 10 Tropfen; Erwachsene 3 x 30 Tropfen).

Asthma (bronchiale, chronisch, akut)
Symptomatik: Atemnot, pfeifendes Atmen, Zyanose (Blautönung), besonders nachts beziehungsweise unter körperlicher, seelischer Belastung sowie witterungsbedingt oder, sofern allergisch, bei Kontakt mit dem Allergen, bei Angst, Unruhe.
Therapie: Basiseinreibung, Nasenspülung, Inhalation, Umschläge im Brustbereich, homöopathische Aufbereitung, Urintrinken, Urinfasten, medikamentöse Therapie gemäß Verordnung des Behandlers nach Bedarf, Urinklistiere.
Behandlung ist besonders im (nicht lebensbedrohenden) Anfall wirksam. Kein Erfolg ist bei psychisch bedingtem Asthma und beim Herzasthma zu erwarten. Bei der Therapie

ist auch auf die Ernährungsumstellung sowie auf Ausschluß möglicher allergischer Komponenten zu achten.

Emphysem

Symptomatik: Atemnot (kann keine Kerze ausblasen), Husten, Auswurf, blaue Lippen, Trommelschlegelfinger, Uhrglasnagel, oft Zeichen von Herzschwäche.

Therapie: Umschläge im Brustbereich, Gurgeln, Nasenspülungen, Inhalation, Basiseinreibung, Urintrinken, Urinfasten.

Bronchitis (chronisch, akut, infektiös bedingt, allergisch bedingt)

Symptomatik: Husten, Auswurf, mancher Verlauf ohne Auswurf.

Therapie: Inhalation, Nasenspülung, Urintrinken, Brustumschlage, homöopathische Aufbereitung, Basiseinreibung, Einreibung mit durchblutungsfördernden, auswurffördernden Salben.

Keuchhusten

Symptomatik: Stickhustenanfälle, fieberhafter Nasenkatarrh, zäher Auswurf.

Therapie: Basiseinreibung, Bleibeklistier, homöopathische Aufbereitung, Nasentropfen, Brustumschläge. Eine sehr wirksame Zusatzbehandlung ist das *Keuchhustenpulver,* das man in einem Säckchen über Nacht auf der Brust trägt; die ätherischen Öle der Kräuterwirkstoffe vernebeln durch die Körperwärme und werden eingeatmet.

Mandelentzündung

Symptomatik: Rötungen und Schwellungen der Mandeln, Schmerzen beim Schlucken.

Therapie: Gurgeln, Halsumschläge, Nasentropfen.

Stirn-/Kieferhöhlenentzündung (Sinusitis)

Symptomatik: Stirnkopfschmerzen, Benommenheitsgefühl, Konzentrationsstörungen, verstopfte Nase, trockene Schleimhäute, Lichtempfindlichkeit der Augen, oft auch feuchte Schleimhäute mit Nasensekret.

Therapie: Nasenspülung, Basiseinreibung, Urintrinken, Inhalation, Fastendiät.

Achtung: Stirn- und Kieferhöhlenentzündungen sind oft nur sichtbare Zeichen eines anderen Grundleidens, zum Beispiel Allergien, Mykosen, Darmstörungen, dessen zusätzliche Behandlung erforderlich ist.

Fließschnupfen, Heuschnupfen

Symptomatik: Niesen, wässriges Nasensekret, Augentränen, verstopfte Nase.

Therapie: Nasenspülung, Basiseinreibung, homöopathische Aufbereitung, Urintrinken, Fastendiät.

Die Behandlung ist am effektivsten während der Beschwerden, also weniger als Vorbeugung geeignet.

Mittelohrentzündung

Symptomatik: Ohrenschmerzen.

Therapie: Basiseinreibung, Ohrentropfen, homöopathische Aufbereitung, Nasenspülung, Urintrinken.

Grippale Infekte

Symptomatik: Zerschlagenheitsgefühl, Fieber, Husten, Niesen.

Therapie: Gurgeln, Nasenspülung, Urintrinken, homöopathische Aufbereitung, Vollbad, Fastendiät.

Am wirksamsten sind Ganzkörperpackungen als Schwitzpackungen mit Urinzusatz. Vorher einen heißen Tee trinken. Immunstimulierende Mittel wie unter »Husten«.

Rachenentzündung
Symptomatik: stechender Schmerz im Rachenbereich, Trokkenheitsgefühl, Wundheitsgefühl, Brennen.
Therapie: Gurgeln, Nasentropfen, Nasenspülung, Urintrinken, homöopathische Aufbereitung.

Entzündungen im Bereich der Mundhöhle (Schleimhautentzündung, Zahnfleischentzündung)
Symptomatik: schmerzhafte Rötungen des Zahnfleisches und der Schleimhaut, kreisförmige, schmerzende, gerötete Schleimhautareale (Aphthen).
Therapie: Mundspülung, homöopathische Aufbereitung, Urintrinken.

Magen, Darm, Leber, Galle, Bauchspeicheldrüse

Störungen des Galleflusses
Symptomatik: Blähbauch, Oberbauchdruck, Aufstoßen, Übelkeit, Verdauungsstörungen, Appetitmangel, Nahrungsmittelunverträglichkeit.
Therapie: Urintrinken, Einreibung im Oberbauchbereich, Oberbauchwickel, Bleibeklistier, Darmspülung (Klistier), Urinfasten, Fastendiät.

Verstopfung
Symptomatik: mangelhafter Stuhlgang (dreimal in der Woche ist normal), harter Stuhl, knolliger Stuhl, Oberbauchdruck, aufgetriebener Leib.
Therapie: Urintrinken, Klistiere, Urinfasten, Kompressen, Fastendiät.
Wichtig: immer Grundkrankheit behandeln.

Darmmykosen (Pilzbefall des Darmtraktes)

Symptomatik: Müdigkeit, Zerschlagenheit, mangelhafte Leistungsfähigkeit, scheinbare Unverträglichkeit von Speisen, Blähbauch, wechselnde Stuhlkonstistenz, Heißhunger auf bestimmte Speisen.

Therapie (langfristig): Urintrinken, Einreibung der Bauchdecke, Klistiere, Urinfasten.

Darmmykosen sind ein ernstes Problem; sie erfordern sorgfältige Diagnostik und Therapiekontrolle sowie eine gezielte Therapie mit geeigneten Medikamenten und eine spezielle Diät. Die Eigenharntherapie kann hier sehr gut unterstützen; als alleinige Therapie wird sie oft nicht ausreichen.

Ein erprobtes Therapieverfahren:

– 3 Vorbereitungstage mit Trinken des Morgenurins; tagsüber 1 Glas Gustieressig aus dem Delikatessengeschäft; Vorbereitung wie unter Fastendiät S. 183f. angegeben.
– 1. Woche: Urinfasten und Trinken des Tagesurins.
– 2. Woche: Pilzdiät, Trinken des Tagesurins.
– 3. Woche: Pilzdiät, Urintrinken morgens und abends.
– 4. Woche: Normaldiät und Trinken des Morgenurins.

Dazu nimmt man alle 3 Tage im Wechsel über 45 Tage jeweils die Mittel *Phönix-Antitox* gemischt mit *Phönix-Lymphophön* (3 x 20 Tropfen), *Phönix-Phönohepan* und *Phönix-Solidago* (je 3 x 60 Tropfen), dazu 3 x *Mutaflor, Paidoflor* vor dem Essen.

Bauchspeicheldrüsenentzündung

Symptomatik: Störungen der Leistungsfähigkeit und des Allgemeinbefindens, Blähbauch, Unverträglichkeit von Speisen, Aufstoßen, Übelkeit, Krankheitsgefühl, ringförmiger Oberbauchschmerz.

Therapie: sorgfältige Diagnose und Therapiekontrolle erforderlich. Eigenurintherapie kann in Form einer symptomatischen Behandlung sehr gut unterstützen. Oberbauchwickel, Einreibung der Bauchhaut, Urintrinken, Urinfasten, Bleibeklistiere.

Nervös bedingte Magenbeschwerden

Symptomatik: Magenschmerzen, besonders nach Aufregung; Unverträglichkeit von Speisen, Übelkeit, Magendruck, Magenbrennen, besonders unter seelischen und körperlichen Belastungen.

Therapie: Urintrinken, Oberbauchkompresse plus zusätzlich aufgelegte Wärmflasche, Urinfasten, Klistier, Fastendiät.

Blähbauch

Symptomatik: übermäßige Gasbildung im Bauchraum, Aufstoßen, Mundgeruch, belegte Zunge.

Therapie: Urintrinken, Klistier, Urinfasten, Fastendiät.

Dickdarmentzündung (Colitis membranacea, ulcerosa)

Symptomatik: häufiger Stuhlgang, Bauchschmerzen, Übelkeit, Schwitzen, periodischer Schweißausbruch, Blässe, Gewichtsprobleme, belegte Zunge, Mundgeruch.

Therapie: Urintrinken, Oberbauchkompressen, Klistier, Urinfasten, jeweils als Zusatztherapie. Naturheilkundliche Grundtherapie sowie sorgfältige Diagnostik wichtig.

Gestörte Darmflora (Dysbakterie)

Symptomatik: Blähbauch, Übelkeit, Aufstoßen, wechselnde Stuhlkonsistenz, Unverträglichkeit von Speisen.

Therapie: Urintrinken, Klistier, homöopathische Aufbereitung, Urinfasten, Einreibung der Bauchdecke mit durchblutungsfördernden Salben.

Magenpförtnerkrampf
Symptomatik: kolikartige Schmerzen im Oberbauch, Brechgefühl, Übelkeit.
Therapie: Klistier, Bauchwickel, Urintrinken.

Nervöses Erbrechen
Symptomatik: Übelkeit und Erbrechen bei Aufregung und in Streßsituationen, Magendruck, Magenbrennen.
Therapie: Urintrinken, Oberbauchkompresse plus Wärmflasche, homöopathische Aufbereitung, Klistier, Urinfasten.

Akute und chronische Lebererkrankungen
Symptomatik: Zustand je nach Erkrankungsart verschieden. Oberbauchdruck, Übelkeit, Depressionen, Blähbauch, Verstopfungen, Hautjucken, Aufstoßen, Unverträglichkeit von Speisen, Völlegefühl.
Bei chronisch aggressiver oder persistierender Hepatitis: Reduzierung des Allgemeinbefindens, Blähbauch.
Fettleber: Oberbauchdruck, Übelkeit.
Therapie: Urin über den Tag verteilt in kleinen Schlucken trinken. Oberbauchkompresse plus Wärmflasche, Einreibung, Klistier, Urinfasten, Fastendiät, Basiseinreibung im Sinne einer Zusatztherapie, medizinische Kontrolle unbedingt erforderlich!

Diverse Krankheitszustände

Krebs
Symptomatik: sehr unterschiedlich, je nach Stadium, Sitz des Krebses (Primärkrebs, Tochtergeschwülste), Zustand des Patienten.

Therapie: Einreibung zu Beginn, nach 14 Tagen auf Urintrinken übergehen, in kleinen Portionen schluckweise über den Tag verteilt. Sofern der Krebs von außen zugänglich ist (Brustkrebs), Kompressen. Injektionen empfehlenswert. Bleibeklistiere über Nacht, Ganzpackung. Die Eigenharntherapie ist nur als Begleitbehandlung geeignet.

Lymphknoten-Veränderungen
Symptomatik: Vergrößerung und Verhärtung von Lymphknoten am Hals, in der Leiste und in der Achselhöhle, schmerzhaft oder schmerzlos. **Dringend Ursache abklären!**
Therapie: Beginn mit Einreibung (Basiseinreibung und lokale Einreibung), Urintrinken, Fastendiät.

Prostatavergrößerung
Symptomatik: Störungen beim Wasserlassen, Druck zwischen den Beinen, nachts häufiges Wasserlassen, Nachlassen des Harnstrahls.
Therapie: Basiseinreibung, Einreibung im Dammbereich, Klistier, Urintrinken, Urinfasten, Fastendiät.

Mangelhafte Ausscheidung über Haut, Niere, Blase, Darm
Symptomatik: sehr unterschiedlich, daher keine konkreten Angaben möglich.
Therapie: allgemeine Entgiftung: Urintrinken, Trockenbürsten, anschließende Einreibung der Haut, Urintrinken, Urinfasten, Fastendiät.

Übergewicht
Symptomatik: Überschreiten des Durchschnittsgewichts.
Therapie: Urinfasten, Fastendiät, Ganzpackung, Basiseinreibung, Urintrinken.

Parodontose

Symptomatik: Rückgang des Zahnfleisches, freigelegte Zahnhälse, Empfindlichkeit der Zahnhälse.

Therapie: Urintrinken, Gurgeln, Mundspülungen, sehr gut kombinierbar – Mundspülung mit Sonnenblumenöl; Urinfasten, Bleibeklistiere.

Nach Zahnextraktion

Symptomatik: Schmerzen an der Extraktionswunde.

Therapie: Mundspülung mit Urin und Sonnenblumenöl.

Zahnschmerzen

Symptomatik: Schmerzen im Zahnbereich. (Ursache klären!)

Therapie: Mundspülung, homöopathische Aufbereitung (aus Urin plus ein wenig Speichel herstellen).

Wunden durch Verbrennungen und Verletzungen

Symptomatik: Schmerzen im Bereich der Verletzungen, sichtbare Verletzungen.

Therapie: Auswaschen und Betupfen der Wunden mit Urin, Verbände, homöopathische Aufbereitung (aus Urin plus Wundsekret herstellen).

Hormonstörungen

Symptomatik: sehr unterschiedlich, von Müdigkeit bis Haarausfall, Regelstörungen und Impotenz, je nach Art der Hormonstörung. Abklärung im einzelnen erforderlich.

Therapie: Urintrinken, Basiseinreibung, Urinfasten, Bleibeklistier, Fastendiät.

Nabelkoliken

Symptomatik: Schmerzen im Bereich des Bauchnabels,

Spasmen, Krämpfe unklarer Ursache, Schmerzen, Hartspann.
Therapie: Klistier, Urintrinken, Umschläge, Betupfen.

Infektanfälligkeit
Symptomatik: häufiges Erkranken, reduziertes Allgemeinbefinden, langanhaltende Erkrankungen. Die Wirksamkeit bei Infektionskrankheiten wies Plesch sogar bei Hepatitisbehandlungen und Schürer-Waldheim durch erfolgreiche Tuberkulosebehandlung nach.
Therapie: Urintrinken, Basiseinreibung, Ganzkörpereinreibung, homöopathische Aufbereitung, Bleibeklistier, Fastendiät.

Migräne
Symptomatik: einseitige Kopfschmerzen, oft mit Erbrechen, Lichtscheu und Lichtempfindlichkeit.
Therapie: Urintrinken, Einreibung, Bleibeklistier, Urinfasten, Fastendiät. Achtung: Migräne hat oft einen allergischen Hintergrund; Allergen austesten!

Windpocken
Symptomatik: linsengroße, rote Flecken, wasserhelle Bläschen, juckender Ausschlag.
Therapie: Ganzkörpereinreibung, Schwitzpackung, Urintrinken, homöopathische Aufbereitung (wenn möglich: Urin plus Bläscheninhalt).
Eigenharn bewährt sich übrigens grundsätzlich bei Kinderkrankheiten hervorragend.

Mumps
Symptomatik: Entzündung der Ohrspeicheldrüse, Schwel-

lung im Bereich des Kieferwinkels, Mundöffnung und Schlukken erschwert.
Therapie: Mundspülung, Urintrinken, Umschläge, Basiseinreibung, Betupfen, Ohrentropfen.

Masern
Symptomatik: Beginn mit Husten, Heiserkeit, Schnupfen, Fieber, Lichtempfindlichkeit. Danach Auftreten roter Flekken am harten und weichen Gaumen. Später kleinfleckiger Hautausschlag; unregelmäßig, zackig, stellenweise dunkler.
Therapie: Beginn mit Basiseinreibung, dann Ganzkörpereinreibung, Schwitzpackung, Gurgeln und Mundspülung, Urintrinken, homöopathische Aufbereitung.

Anämie (Blutarmut)
Symptomatik: Blässe, Schwäche, verringerte Anzahl der roten Blutkörperchen und des Blutfarbstoffgehaltes; Blässe der Schleimhaut, Müdigkeit, mangelnde Leistungsfähigkeit (Ursache klären!).
Therapie: Urintrinken, Basiseinreibung, Klistiere, Urinfasten, Ganzpackung, Fastendiät.

Leukopenie (zuwenig weiße Blutkörperchen)
Symptomatik: Fieberschübe, Gelenkbeschwerden, Lymphknotenschwellungen, Magensaftmangel (Ursache klären!).
Therapie: Zusatzbehandlung möglich durch Urintrinken, Einreibung, Bleibeklistier, Urinfasten.

Leistungsschwäche
Symptomatik: Nachlassen der Leistungsfähigkeit, Konzentrationsschwierigkeiten, Müdigkeit.
Therapie: Trinken des Morgenurins, Urintrinken über den

Tag verteilt, Einreibung, Basiseinreibung, Klistiere, Urinfasten, Fastendiät.

Fisteln
Symptomatik: offener, oft sekretabsondernder Kanal.
Therapie: Instillation, Urintrinken, Klistier, Urinfasten.

Knochensystem und Gelenke

Arthritis
Symptomatik: entzündliche Veränderungen im Bereich der Gelenke, Schmerzen bei Bewegung, eventuell Schwellungen, Druckschmerz.
Therapie: Basiseinreibung, Einreibung des befallenen Gelenks. Urin über den Tag verteilt trinken, Trockenbürsten des Körpers, dann Einreibung, Bestrahlung des Gelenks mit dem Orgon-Gerät mit Eigenharn als Medikament im Eingangsbecher; Urinfasten, Gelenkpackung, Urintrinken, Fastendiät.

Arthrose
Symptomatik: Verschleißerscheinungen im Bereich des Knochensystems, insbesondere der Gelenke. Schmerzen bei Bewegung, Wetterempfindlichkeit, Deformation der Gelenke.
Therapie: Urintrinken, Basiseinreibung, Gelenkpackung, Vorbehandlung des Gelenks mit einer durchblutungsfördernden Salbe, anschließend Einreibung oder Kompresse am Gelenk, Urinfasten, Fastendiät.

Muskel- und Gelenkrheuma
Symptomatik: schmerzende Muskeln und Gelenke, oft ab-

hängig von Wetter- und Lufttemperatur; meistens schlimmer bei Bewegung, aber auch bei Ruhe möglich. Unterschiedliche Reaktion auf Behandlungstemperaturen, Druckschmerz.
Therapie: Basiseinreibung, Urintrinken, Vollbad, Trockenbürsten und Einreibung, Urinfasten, Gelenkpackung, Fastendiät.

Osteoporose (Knochentkalkung)
Symptomatik: Schwinden der Knochensubstanz (= Entkalkung).
Therapie: Urintrinken, Ganzkörpereinreibung, Urinfasten, Bleibeklistier, Fastendiät. Ernährungsumstellung und Bewegungstraining sind wichtig.

Rückenschmerzen
Symptomatik: Schmerzen im Kreuzbereich in Ruhe oder bei Belastung.
Therapie: Kompressen im Rückenbereich, Basiseinreibung, Urintrinken, Vollbad, Urinfasten, Ganzkörpereinreibung. Einreibung nach Vorbehandlung mit durchblutungsfördernden Salben.

Herz-Kreislauf-System, Gefäße

Krampfadern
Symptomatik: Krampfadern, Sichtbarwerden der Venen durch Gefäßvergrößerung, Schweregefühl in den Beinen, nächtliche Wadenkrämpfe.
Therapie: Urintrinken, Umschläge, Packungen, Urinfasten, Ganzkörpereinreibung, Fastendiät.

Hämorrhoiden

Symptomatik: Gefäßknoten im Bereich des Afters, oft mit Jucken, Brennen; Beschwerden beim Stuhlgang und Kaltwerden, Bluten.

Therapie: Sitzbäder, Urintrinken, Bleibeklistier, Urinfasten, Ganzkörpereinreibung. Mit Urin getränkte Wattetampons über Nacht in die Pofalte auf den After legen. Mucokehl-Zäpfchen.

Arterielle Durchblutungsstörungen, Arteriosklerose (Adernverkalkung), **Koronarsklerose** (Herzkranzgefäßverengung)

Symptomatik: Kribbeln, Taubheitsgefühl; Schmerzen, besonders unter Belastung; Kältegefühl, Farbveränderung der Haut durch Minderdurchblutung.

Therapie: Urintrinken, Basiseinreibung und zusätzliche Einreibung im Bereich der arteriellen Durchblutungsstörungen sowie des ganzen Körpers, Urinfasten, Klistier, homöopathische Aufbereitung, Fastendiät.

Hypertonie (Bluthochdruck)

Symptomatik: zu hoher Blutdruck, Schwindel, Ohrensausen, Kopfdruck, Nasenbluten.

Therapie: Basiseinreibung, Urintrinken, homöopathische Aufbereitung, Urinfasten, Klistier, Fastendiät.

Ödeme, Wasseransammlung

Symptomatik: teigiges Verquellen des Gewebes, Anschwellen, insbesondere im Knöchelbereich.

Therapie: Urintrinken, Urinfasten, Ganzkörpereinreibung.

Offenes Bein (Ulcus cruris)

Symptomatik: ständig vorhandene Wunde, Schmerzen, Brennen im Bereich der Wunde, Nässen, Bluten, Superinfektionen.

Therapie: tägliches Auswaschen mit Eigenurin, Einlegen von Kompressen, Basiseinreibung, Urintrinken, homöopathische Aufbereitung (Urin plus Wundsekret), Urinfasten, Fastendiät. Mucokehltropfen in die Wunde und Mucokehlsalbe um die Wunde herum.

Furunkulose
Symptomatik: einzelne oder multiple eitrige Geschwüre.
Therapie: Urintrinken, Betupfen, Ganzkörpereinreibung, Urinfasten.

Haut, Haare, Nägel

Achtung! Speziell bei Hauterkrankungen sind starke Reaktionen möglich. In diesem Fall pausieren oder Dosis und Häufigkeit reduzieren bzw. Anwendungsart ändern.
Jausion konnte 1929 über die Behandlung selbst therapieresistenter Hauterkrankungen mit Eigenurin berichten.

Neurodermitis
Symptomatik: juckendes, durch Kratzen oder Superinfektion und Pilzbefall schorfiges, meistens trockenes Hautbild, besonders im Bereich der Knie- und Ellenbogen.
Therapie: Anfangen mit Basiseinreibung, Urintrinken, Klistier, Urinfasten, Betupfen, Ganzkörpereinreibung. Darmsanierung und Allergentestung sind wichtig.

Schuppenflechte (Psoriasis)
Symptomatik: punkt-, scheibchen- oder ringförmige Flecken

mit silberweißen Schüppchen, vornehmlich an Ellenbogen und Kniescheiben, am behaarten Kopfteil.

Therapie: Urintrinken, Vollbad, Einreibung der befallenen Hautstellen, Klistier, Urinfasten.

Hautjucken

Symptomatik: nässende oder trockene Hautpartien, die ständig oder gelegentlich jucken. Oft wird das Jucken durch Kratzen oder durch bestimmte Nahrungsmittel oder Schwitzen und Hitze verstärkt.

Therapie: Einreibung der befallenen, juckenden Stellen, Urintrinken, Urinfasten, Vollbad, Basiseinreibung; Ganzkörpereinreibung, insbesondere nach Trockenbürsten. Hinsichtlich Allergenen und Pilzbefall testen.

Pilzbefall der Haut

Symptomatik: sehr unterschiedlich; nässend wie bei der Neurodermitis, juckend wie ein normales Ekzem; kleine, abgegrenzte Bezirke oder große befallene Areale; schuppig wie bei Psoriasis, ringförmig, oft mit zusätzlichem bakteriellem Befall, oft trockene, schorfige Haut.

Therapie: Urintrinken, Einreibung der befallenen Hautstellen, Verbände auf stark befallenen Arealen, Vollbad, Urinfasten, Klistier.

Hautekzem

Symptomatik: sehr unterschiedlich; von nässend bis trocken, schuppig bis gerötet und glatt, juckend bis nicht juckend; wechselnde Lokalisationen.

Therapie: Urintrinken, Basiseinreibung, später Einreibung befallener Hautstellen, Vollbad, Urinfasten, Klistier, Heilerdepackung (siehe unter »Insektenstiche«).

Warzen
Symptomatik: blumenkohlartig wachsende Hauterscheinung.
Therapie: Betupfen.

Schuppenbildung der Kopfhaut
Symptomatik: übermäßiges Abstoßen von Hautschuppen, Haare oft fettig, borstig.
Therapie: Haarpflege mit Eigenurin, Haarpackung über Nacht (Abdecken des Kopfes mit einer Haube), Urintrinken, Klistier, Ganzkörpereinreibung.

Altershaut
Symptomatik: übermäßige Faltenbildung, Austrocknen der Haut, Schlaffwerden der Haut.
Therapie: Einreibung, Urintrinken, abwechseln mit Basiseinreibung, Urinfasten, Fastendiät.

Trockene, rissige Haut
Symptomatik: Haut spannt, fühlt sich wund an und hart, mangelnde Elastizität, großes Feuchtigkeitsbedürfnis.
Therapie: Einreibung, Urintrinken, Urinfasten, Fastendiät.

Insektenstiche
Symptomatik: rote, juckende, manchmal geschwollene, nässende Hautstellen nach Insektenstichen.
Therapie: Betupfen, Kompressen, Heilerdepackung (Heilerde mit 3–5 Tropfen Multiplasan-Öl plus Eigenharn zu einem Brei verrühren und auftragen, trocknen lassen, dann abspülen).

Akne
Symptomatik: eitrige Pusteln, rote Pickel, unreine Haut.
Therapie: Basiseinreibung, Urintrinken, Einreibung, Klistier, Urinfasten, Fastendiät, Heilerdepackung.

Hautunreinheiten (Mitesser, Pickel)
Symptomatik: Talgpfropfenbildung in den Hautporen, Porenvergrößerung, Pickelbildung.
Therapie: Einreibung, Urintrinken, Klistier, Urinfasten, Fastendiät.

Frostbeulen
Symptomatik: rote bis bläuliche, schmerzende, spannende, manchmal schmerzhaft juckende Hauterscheinungen, besonders unter Kälteeinwirkung, Hautstellen sind leicht ver letzlich, bedingt durch Gefäß- und Gewebeschäden.
Therapie: Einreibung, Kompresse (über Nacht), Urintrinken, Vollbad.

Umweltgeschädigte Haut, Zerstörung des Hautsäuremantels
Symptomatik: Haut ist rissig, schorfig, schrundig, stark verhornt, unelastisch, empfindlich.
Therapie: Vollbad, Einreibung, Urinfasten, Urintrinken, Fastendiät.

Sonnenallergie
Symptomatik: Die Haut reagiert auf Sonneneinstrahlung mit Jucken und Rötungen.
Therapie: Urintrinken, Einreibung, Urinfasten, Klistier, Fastendiät.

Schweißfüße

Symptomatik: übermäßige Schweißbildung an den Füßen, Füße riechen stark durch Zersetzung von Schweiß und Bakterien.

Therapie: über Nacht mit Urin getränkte Socken anziehen, Fußbäder mit Urinzugabe, Urintrinken.

Nagelmykosen (Nagelpilz)

Symptomatik: verkrüppelter Nagel, weißlich durchschimmernde Veränderung des Nagelbettes.

Therapie: Fuß- oder Fingerbad, Kompresse (über Nacht), Urintrinken. Betupfen, dafür den Nagel so weit wie möglich zurückschneiden. Täglich mehrmals nachbehandeln mit *Terp-Ozon-20* durch Betupfen.

Nagelbettentzündung

Symptomatik: schmerzhafte Entzündung des Nagelbettes, Rötung, eitrige Absonderung.

Therapie: Fuß- oder Fingerbad, Kompresse (über Nacht), Betupfen.

Sonnenbrand

Symptomatik: Rötung der Haut. Die Haut spannt oder brennt sehr schmerzhaft.

Therapie: Einreibung, wiederholtes Betupfen, eventuell Olivenöl und Zitronensaft als Einreibung mit einsetzen.

Herpes labiales, Zoster (Bläschenbildung im Mund und Genitalbereich, Gürtelrose)

Symptomatik: Bläschenbildung im Bereich der Lippen, Genitalien oder auf der Haut.

Therapie: Betupfen, Urintrinken.

Prellungen

Symptomatik: Schwellungen nach Stoß, Stich oder Fall im Unterhautzellgewebe oder oberhalb von Knochen.

Therapie: wiederholte Einreibung, Kompresse (über Nacht).

Haarausfall

Symptomatik: Ausdünnen des Haares, die Haarschäfte werden dünn und rauh, oft sieht das Haar glanzlos aus.

Therapie: Waschen des Haares mit Eigenurin, Einmassieren von Eigenurin in die Kopfhaut über Nacht (Abdecken mit einer Haube), Urinfasten, Urintrinken, Fastendiät.

Durchliegen (Dekubitus)

Symptomatik: beginnt oft mit einer leichten Verfärbung, hochgradig schmerzhaft. Am Ende steht die offene Wunde.

Therapie: Auswaschen mit Eigenurin und trocknen lassen, Betupfen, Kompresse, Mucokehlsalbe einsetzen.

Wundsein

Symptomatik: empfindliche, gerötete Haut, die spannt und brennt.

Therapie: Einreibung, Betupfen.

Augen

Bindehautentzündung

Symptomatik: Licht- und Zugempfindlichkeit, Brennen, Augentränen, Sandgefühl, Rötung.

Therapie: Einträufeln von Eigenurin (eine Pipettenflasche aus der Apotheke besorgen). Immer nur frischen Urin verwenden. Eine Zeitlang einwirken lassen. Es kann etwas brennen. Danach Augen mit klarem Wasser ausspülen. Hierfür eine Augenbadewanne aus der Apotheke verwenden. Auflegen von Eigenharnkompressen auf die geschlossenen Augendeckel, etwa 15 Minuten einwirken lassen. Täglich 1–2 Behandlungen. Sofortige Behandlung beim Auftreten der ersten Symptome.

Es kann ein unerträgliches Brennen auftreten. Dann die Behandlung abbrechen oder Urin noch weiter verdünnen.

Grüner Star (Glaukom)
Symptomatik: Nebelsehen, Regenbogenfarben sehen, Lichtblitze, Kopfschmerzen, Gesichtsnervenschmerzen, Übelkeit, Erbrechen, erhöhter Augeninnendruck.
Therapie: Urintrinken, Einreibung im Bereich von Schläfen, Nacken, Stirn; Urinfasten, Augentropfen, Ohrentropfen, Fastendiät.

Grauer Star (Katarakt)
Symptomatik: Nachlassen der Sehfähigkeit durch Trübung der Augenlinse.
Therapie: Augenspülung, Urintrinken, Einreibung im Bereich von Schläfen, Stirn und Nacken; Augentropfen, Urinfasten, Klistier, Fastendiät.

Gerstenkorn (Hordeolum)
Symptomatik: Entzündung in Form eines Abszesses oder Liddrüsen mit akut eitrigen Anschwellungen des Augenlides.
Therapie: Kompresse, Betupfen, Augentropfen, Urintrinken.

Allergien

Nahrungsmittelallergie/Medikamentenallergie

Symptomatik: können sich sehr unterschiedlich lokal zeigen oder im gesamten Körper. Je nach Umfang und Typ der Allergie kann diese sofort oder später nach Allergiekontakt erfolgen. Hierbei werden Histamin und Enzyme ausgeschüttet. Die Gefäßwände quellen auf und werden durchlässig. Eiweißkörper treten ins umgebende Gewebe. Es bilden sich Ödeme. Diese drücken auf Venen, Arterien und Nerven. Daraufhin vermindert sich die Sauerstoffversorgung. Der ph-Wert verschiebt sich. Es kommt zum Austritt von gefäßaktiven Substanzen, so daß die Transitstrecke zwischen Gefäß und Organen gestört wird. Die Folge ist eine Reduzierung der Nährstoffversorgung sowie eine verringerte Entsorgung der Schlackenstoffen. Die Lymphwege werden durch die zusätzlichen Ödeme blockiert. Allergen-Eiweiß-Komplexe können nicht abfließen. Sie werden gespeichert und irritieren das vegetative Nervensystem. Der Patient spürt es an den unterschiedlichsten Symptomen, die sehr lästig und quälend sind. Hier hilft Eigenurin!

Therapie: Basistherapie ist Urintrinken; ansonsten Urinfasten, Trockenbürsten mit anschließender Einreibung, Stärkung der Hautfunktion und Ableitung über die Haut und vor allem über Darm und Niere. Basiseinreibung, Einreibung im lokalen Bereich, Gurgeln bei Beschwerden im Hals-, Nasen-Ohren-Bereich, Umschläge im Bereich lokaler Erscheinungen, Bleibeklistier zur ganzheitlichen Behandlung, Spülung (dort, wo Schleimhaut- oder Hautreizungen auftreten.) Inhalation bei Beschwerden im Bereich der Atemwegsysteme; Nasentropfen bei Beschwerden im Bereich der Nase oder bei Heuschnupfen, Spülungen der Augen vor allem im Frühjahr während der Heuschnupfenzeit. Urinfasten ist wichtig, Fastendiät, Darmsanierung, Allergene austesten und meiden. Eigenharntherapie ist bei Allergien besonders wirksam.

Niere, Blase

Blasenentzündung
Symptomatik: Häufiges Wasserlassen, Brennen beim Wasserlassen, Schmerzen im Bereich des Schambeines, krampfartige Schmerzen.
Therapie: Urintrinken in Verbindung mit einem Nierentee, Sitzbäder, Kompresse, Klistiere.

Nierenentzündung (akut)
Symptomatik: Müdigkeit, Rückenschmerzen, Anschwellung im Bereich der Augenlider, Druck in der Herzgegend, Atemnot bei Anstrengungen, Blutdruckschwankungen.
Therapie: Grundlegend ist Basiseinreibung. Klistier, Urintrinken mehrmals am Tag teelöffelweise. Homöopathische Aufbereitung, Umschläge, im Bereich der Nieren, ansteigende Fußbäder mit Urinzugabe.
Achtung: Eine akute Nierenerkrankung bedarf der Versorgung durch den Arzt oder Heilpraktiker.

Nierenentzündung (chronisch)
Symptomatik: je nach Stadium sehr unterschiedlich. Stark schwankende Ausscheidungsmengen, Gewichtsschwankungen, Abgeschlagenheit, mangelnde Leistungsfähigkeit, lokale Wasseransammlungen. Unterschiedliche Urinbefunde. Unbedingt fachärztliche oder naturheilkundliche Kontrolle erforderlich.

Therapie: Urinfasten, Basiseinreibung. Nach Basiseinreibung für etwa 14 Tage Urintrinken, zunächst teelöffelweise, langsam steigernd. Ganzpackung, Klistiere, Fastendiät.

Nierensteine

Symptomatik: kolikartige Schmerzen im Rückenbereich, die nach vorne in Richtung Blase ausstrahlen; Übelkeit, Zerschlagenheitsgefühl, Kopfschmerzen.

Therapie: Achtung! Im akuten Anfall kann man mit Eigenurin nichts erreichen. Der Eigenurin ist zur Nachbehandlung wichtig und zur Vorbeugung.

Basiseinreibung, Urintrinken, Urinfasten, Klistier, Fastendiät.

Wichtiger Hinweis: viel trinken, Säure-Basen-Haushalt regulieren, Ernährungsumstellung, Streßbewältigung.

Gynäkologische Erkrankungen

Vaginalmykosen

Symptomatik: Ausfluß, Jucken, Brennen des Harnleiters, Brennen im Bereich der Scheide, chronische Entzündungen.

Therapie: Scheidenspülung, Urinfasten, Sitzbad, Urintrinken, Klistier, Einreibung der Bauchhaut, homöopathische Aufbereitung (Eigenurin plus winzige Menge Ausfluß), täglich 3 x 10 Tropfen einnehmen.

Menstruationsstörungen

Symptomatik: krampfartige Schmerzen während, vor oder nach der Menstruation. Ausbleiben der Menstruation, zu starke oder unregelmäßige Menstruation. Fachärztliche oder naturheilkundliche Abklärung erforderlich. Behandlung besonders wirksam zur Zeit der Regelschmerzen.

Therapie: Bauchwickel, Bleibeklistier, Urinfasten, Fasten-diät, Urintrinken, Sitzbad vor der Regel.

Schwangerschaftserbrechen
Symptomatik: Erbrechen während der Schwangerschaft. Lahmann wies eine diätbedingte, biochemische Blutverän-derung nach, die Verkrampfungen im Nieren-, Leber- und Gehirnbereich sowie Durchblutungsstörung im Herzen, in der Lunge und im Mutterkuchen, bedingt durch Gefäß-spasmen, auslösen kann. Wegen der engen Verknüpfung von Blut und Urin sind hier, neben Ernährungsumstellung, besonders mit Urintherapie Erfolge zu erwarten.
Therapie: Urintrinken, Basiseinreibung, homöopathische Aufbereitung. Selbstverständlich fachärztliche bzw. natur-heilkundliche Betreuung erforderlich.

Klimakterium
Symptomatik: Hitzewallungen, Stimmungsschwankungen, Gereiztheit, Konzentrationsschwierigkeiten, mangelnde Be-lastbarkeit.
Therapie: Basiseinreibung, Urintrinken, Sitzbad, Klistier, In-jektion, Urinfasten, Ganzpackung, Fastendiät.

Urinfasten

Bevor ich mich speziell mit dem Urinfasten beschäftige, hier einige grundlegende, allgemeine Informationen zum Fasten vorab.

Fasten hat nichts mit Hungern zu tun. Wer hungert, fastet nicht. Wer fastet, der hungert nicht! Fasten betrifft nämlich in erster Linie die innere Einstellung. Es hat zu tun mit Freiwilligkeit, mit dem Ablegen des Wunsches nach Essen, während das Hungern einen zwanghaften Zustand darstellt. Fasten ist Ausdruck einer besonderen geistigen Verfassung. Ein Blick auf den Wortursprung macht das noch klarer verständlich. Fasten leitet sich von »gafastan« ab. Dieses gotische Wort bedeutet »festhalten«, »beobachten« und »bewahren«. Ich kann nichts bewahren, nichts festhalten, nichts beobachten, wenn ich nicht innerlich dazu entschlossen bin, wenn ich mich nicht seelisch-geistig darauf eingestellt habe. Mahatma Gandhi hat einmal gesagt: »Ich kann auf das Fasten ebenso nicht verzichten, wie auf meine Augen. Was diese für die äußere Welt sind, ist das Fasten für die innere.« Fasten ist also nicht nur eine innere Einstellung, Fasten wirkt auch auf das Innere zurück. Deswegen gehört das Fasten seit jeher in der Religion zur Vorbereitung auf die Initiation. Fasten ist eine religiöse, rückbesinnende Übung, ein Neinsagen zum Körperlichen, weil es das Bewußtsein, den Geist als Priorität über das Körperliche anerkennt. Nichts als das innere und äußere Loslassen ist für seine Durchführung notwendig, von der Flüssigkeit, die man zu sich nimmt, einmal abgesehen. Auch der Tod braucht nichts. Er nimmt nicht das Leben, sondern ist dessen Fortsetzung auf anderer Ebene. Somit könnte man Fasten als homöopathisch aufbereitete Todesdroge ansehen, die uns Leben auf einer anderen Bewußtseinsebene erfahren läßt. Hier wird also die Sterbensdroge homöopathisch potenziert und bewirkt dann das Gegenteil. Sie schafft Gesundheit und Leben.

Fasten ist ein Heilwerden des ganzen Menschen, der mehr ist als die Summe der Bausteine, die ihn formen. Es ist ein Weg zu neuen, völlig anderen Erfahrungen. Daher muß man auch beim Fasten die Einstellung des Körperlichen, des Hungerns hinter sich lassen und sich statt dessen zum Stillewerden, zum Sichfinden, zum seelisch-geistigen Öffnen hinwenden. Zwischen Hungern und Fasten steht das klare Bewußtsein, der Wunsch, sich durch das Verzichten über die Körperlichkeit zu stellen. Es erlöst uns von der Vorstellung, von dem Muß der Sättigung, die wir aus unserer Umwelt nehmen.

Durch das Fasten besinnen wir uns auf unsere eigenen Reserven und schöpfen daraus. Hierzu bedarf es einiger ganz wichtiger Schritte auf dem Weg zu dem eigenen inneren Selbst. Es ist die Meditation, die Fähigkeit, sein eigenes Erleben in Form von Bildersprache, Visualisierung, Imagination zu erschaffen. Es erfordert Eigenständigkeit, kritische Auseinandersetzung mit Abhängigkeiten. Damit ruft man den inneren Arzt, der uns allein zu dieser inneren Reinigung verhilft. Dabei erkennen wir die wunderbare Tatsache, daß alle Fragen in uns schon beantwortet sind und wir die Antworten durch diese innere Bildersprache abrufen können. Neue Dimensionen tun sich für uns auf. Wir sehen plötzlich, daß Kampf nichts als ein masochistischer Kräfteverzehr ist, der immer nur wieder neuen Kampf hervorruft. Was wir aus uns herauslassen, kehrt in gleicher Weise zu uns zurück. Damit schafft der Kampf nur stets neue Probleme, ohne das Ursprüngliche überhaupt lösen zu können. Kampf ist sinnlos, weil seine Ergebnisse immer wieder neu zerstören, hart machen und brechen. Geduldiges Warten, Verzeihen und Annehmen öffnen uns dafür, die Bildersprache zu verstehen. Dann erkennen wir auch, daß all die Kämpfe in uns Verkrustungen und Verhärtungen geschaffen haben. Sie müssen erst gelöst werden, damit wir wieder frei schwingen können. Solche Verkrustungen sind strukturierte Botschaften, niedergelegt in unserem Körper. Wir finden sie in unserer Niere, Leber, unserem Darm und Herzen. Sind Nierensteine, Gallensteine, Verstopfung, Herzkranzgefäßstörungen vielleicht solche Blockaden? Mit der Verinnerlichung, mit der Hinwendung zu unserer Mitte entschlüsseln und verstehen wir diese Botschaften. Wir können sie durch die Bildersprache, durch das Stillewerden der Meditation erfassen und neue Wege von innen heraus entwickeln.

Mit dieser mehr philosophischen Betrachtung möchte ich nun zu den praktischen Aspekten des Fastens kommen.

Grundsätzliches zum Fasten

Man kann monatelang, dies natürlich unter therapeutischer Kontrolle, auf feste Nahrung verzichten. Aber man kann nicht mehr als drei bis vier Tage auf das Trinken verzichten, ohne sich gesundheitlich schwer zu schädigen. Fasten, das ist eine körperliche Entschlackung, eine Reinigung auf seelisch-geistiger Ebene, eine Stabilisierung im Körperlich-Seelischen dazu. Man gibt ab. Der Körper lebt beim Fasten von seinen Reserven, statt sich ständig aus seiner Umwelt zu bedienen. Die Kräfte, die zur Verdauung benötigt werden, etwa dreißig Prozent, stellen unsere Gesamtkräfte dar. Ein wesentlicher Teil dieser dreißig Prozent wird durch das Fasten frei und steht als heilende Kraft zur Verfügung. Beispielsweise kann sich der Körper dann besser gegen eingedrungene Bakterien wehren, das gilt auch für Viren und Pilze. Die Abwehrkraft des Blutes, der Zellen, die Aktivitäten der Ausscheidungs- und Entgiftungsprozesse und des Stoffwechsels sind erhöht. Fasten schwächt auch nicht. Deswegen frühstücken Bergsteiger zum Beispiel nicht, bevor sie zu ihren anstrengenden Touren aufbrechen. Sportler erbringen keine Spitzenleistungen, wenn sie vor dem Wettkampf gegessen haben.

Der schwedische Arzt Aly berichtete über eine große Fastenwanderung von zwanzig Schweden. Sie bewältigten in zehn Tagen jeden Tag fünfzig Kilometer, ohne einen Bissen zu essen. Sie nahmen nur Obstsaft und Wasser zu sich. So schafften sie fünfhundert Kilometer!

Tiere fasten auch, so zum Beispiel der Lachs. Er nimmt bei seiner anstrengenden Reise zu den Laichplätzen vor der darauf folgenden Laichzeit keine Nahrung zu sich. Der Hirsch schafft sich seinen Winterspeck und übersteht damit die harte spärliche Zeit in Schnee und Kälte. Viele Tiere halten Winterschlaf ohne Nahrungsaufnahme.

Bekannt ist auch das Beispiel des Volkes der Hunza, die in den Höhen des Himalaja leben. Der karge Boden bringt nicht genügend Nahrung hervor, um davon ein ganzes Jahr leben zu können. Deswegen fasten die Hunzas oft monatelang, bis die neue Ernte da ist. Sie sind bekannt als ein Volk, das bislang keinen Krebs kennt, das fröhlich, zufrieden, gesund und ausdauernd ist.

Die grundsätzlichen Überlegungen zum Thema Fasten lassen sich in folgenden Punkten zusammenfassen:

- Fasten ist als Gesundheitsvorsorge ein Teil des Lebens. Fasten hat sowohl in der Natur als auch in der Religion seine Wurzeln.
- Fasten ist Leben aus körpereigenen Depots. Es zeigt, daß der Körper durch innere Ernährung und Selbstregulation nahezu autark ist, zumindest innerhalb eines bestimmten Zeitraums.
- Fasten ist ein seelisch-geistiger Prozeß bewußt lebender Menschen, die sich selbständig und frei entscheiden und loslassen können.
- Fasten ist ein ganzheitlicher Prozeß. Fasten betrifft den ganzen Menschen auf der Ebene des Leibes, der Seele und des Geistes. Es funktioniert nur auf dieser holistischen Basis und erfordert daher eine entsprechende innere Einstellung.
- Fasten ist Reinigung und eine Möglichkeit, gesundheitlich in Form zu bleiben. Fasten baut Entzündungen des Körpers ab und leitet Schlacken und Toxine aus. Dazu muß der Fastende folgende Punkte beachten:

Regel 1: Verzichten Sie auf feste Nahrung. Sie sollten nur trinken.

Regel 2: Lassen Sie geschehen, und trennen Sie sich von allem, was nicht lebensnotwendig ist. Dazu zählen auch liebe Gewohnheiten wie das Rauchen oder Fernsehen. Sie sollten die Fastenzeit kreativ gestalten. Freiwilligkeit ist oberstes Prinzip.

Regel 3: Besinnen Sie sich auf sich selbst zurück. Dazu sollten Sie auf die Körpersprache achten und sie lernen.

Regel 4: Lernen Sie, sich natürlich und ungezwungen zu verhalten, Muße und Aktivität richtig zu dosieren.

Somit können Sie durch Fasten folgendes erreichen:

- Sie können Krankheit und Alterung vorbeugen.
- Sie bekommen ein besseres Aussehen. Die Haut regeneriert sich.
- Sie werden leistungsfähiger, weil der Körper von Giften befreit wird und seine natürlichen Kräfte zurückgewinnt.
- Sie nehmen Gewicht ab und mobilisieren neue innere Kraft.
- Sie helfen, gesundheitliche Störungen und Krankheiten auszuheilen.
- Sie entwickeln Körperbewußtsein, Intuition und geistiges Bewußtsein.

Fastendauer

Es gibt verschiedene Formen des Fastens. In diesem Kapitel soll die Rede vom Selbstfasten und vom Alleinfasten sein. Aber dazu einige kritische Bemerkungen. Später wird noch als Alternative die Fastendiät vorgeschlagen.

Fasten erfordert Disziplin und Konsequenz. In der Gruppe ist dies eher möglich, weil der Gruppengeist eine Atmosphäre der Gemeinsamkeit schafft, Schwingungen gleichen Geistes aufbaut, die mithelfen, diese Disziplin auch zu praktizieren. Das schließt aber nicht aus, daß man auch allein und zu Hause fasten kann, wenn man sich über diesen Punkt im klaren ist und sich entsprechend verhält. Man sollte ohne Aufsicht auf keinen Fall länger als zwei bis drei Wochen allein, ohne Begleitung fasten.

Folgende Punkte stehen einem Selbstfasten entgegen und erfordern Aufsicht und Betreuung während der Fastenzeit:

- wenn Sie vom Fasten nicht überzeugt sind, nicht freiwillig handeln und glauben, nicht durchhalten zu können;
- wenn Sie depressiv sind;

- wenn Sie nach schweren Krankheiten, Operationen oder Schicksalsschlägen erschöpft sind;
- wenn Sie unter ständiger Schlaflosigkeit oder gravierenden psychovegetativen Störungen leiden;
- wenn Sie stark wirkende oder bewußtseinsveränderte Medikamente nehmen.

Haben Sie Bedenken, das Fasten durchzuhalten, da Sie während des Fastens berufstätig sein müssen? Dann sollten Sie folgende Punkte in Betracht ziehen:
Auch während der Berufszeit kann man fasten. Aber Sie brauchen in der Regel etwas mehr Zeit für Ihre Arbeit. Der Kreislauf ist nicht so stabil. Man ist psychisch empfindlicher. Die Reaktionsfähigkeit ist unter Umständen herabgesetzt. Sie sollten sich also nicht unter Druck setzen und sich statt dessen mehr Zeit nehmen. Sie müssen nachsichtiger gegenüber sich selbst sein. Sie sollten sich auch darauf einstellen, daß sie unter Umständen körperliche Beschwerden bekommen können wie Übelkeit und Schwindel, daß Sie mehr Körpergeruch entwickeln oder daß Geschmacksveränderungen eintreten.

Vorbereitungszeit für das Fasten
Jede Fastenzeit erfordert eine Vorbereitung. Sich dafür Zeit zu nehmen ist außerordentlich wichtig. Die Vorbereitungszeit soll darauf einwirken, daß im Körper der ph-Wert stabilisiert wird. Es ist wichtig, daß Sie über genügend Mineralstoffe verfügen. Ein guter ph-Wert hinsichtlich des Urins ist wichtig, weil nur dann der Körper ausreichend Säure ausleiten kann. Dabei helfen auch basische Mineralwasser, basische Mineralstoffvalenzen. Sie glauben gar nicht, wie groß der Mineralstoffmangel unter den Menschen der Wohl-

standsgesellschaft ist. Durch den sauren Regen werden aus pflanzlichen Nahrungsmitteln wichtige Mineralstoffe herausgezogen. So sind im Essen oft zuwenig Mineralstoffe enthalten. Ich empfehle hier, eine Woche vor der Fastenzeit das Präparat *Orthocor* (3 x 1 Portionsbeutel pro Tag) einzunehmen. Es enthält wichtige Vitamine und Mineralstoffe in ausgewogener Zusammensetzung.

Zur Vorbereitung gehört auch, Kaffee, Tee und Alkohol rigoros wegzulassen und selbstverständlich auch alle Tabakwaren. Da Sie nun schon einiges über das Fasten wissen, ist Ihnen sicher auch klar, warum diese Stoffe während des Fastens nichts bei Ihnen zu suchen haben. Sie wären gut beraten, sie auch nach dem Fasten langfristig zu meiden. Die bewußtseinsverändernde Komponente des Fastens wird Ihnen unter Umständen dabei helfen. Nur machen Sie bitte aus Ihrer Enthaltsamkeit keine von Fanatismus und Selbstkasteiung bestimmte Glaubenssache!

Zwei bis drei Tage vor dem Fasten sollten Sie Reistage, Rohkosttage und Obsttage einlegen. Sie sollten eine gründliche Darmreinigung mit einer Glaubersalz- oder Bittersalzdusche durchführen. Hierzu lösen Sie 40 g Glaubersalz/Bittersalz in einem halbem Liter Wasser auf und trinken diese Menge in einem Zug. Spülen Sie mit Kräutertee plus 2 Tabletten Cebion 500 nach, da Bittersalz und Glaubersalz nicht gerade zu den wohlschmeckendsten Dingen des Lebens gehören.

Machen Sie an diesen Vorbereitungstagen Einläufe mit warmem Wasser mit Hilfe eines Irrigators. Während der Fastenzeit wird der Einlauf unbedingt einmal am Tag wiederholt. Es gibt Fälle, wo nach Serieneinläufen sich hartnäckige Beschwerden vollkommen lösten. Serieneinläufe sind mehrere Einzeleinläufe, unmittelbar hintereinander durchgeführt.

Nehmen Sie in diesen Vorbereitungstagen auch Flohsamen zu sich. Trinken Sie nur stille Mineralwässer, unfermentierten Matetee, Kräutertees, milden grünen Tee oder Ginsengtee, um Kreislaufkrisen vorzubeugen, wenn Sie einen niedrigen Blutdruck haben. Genießen Sie Gemüsesäfte soviel Sie mögen. Dazu gehören auch Sauerkrautsaft und *Kanne Brottrunk.*

Besorgen Sie sich ein Irrigatorgerät für die Darmeinläufe aus dem Sanitätshaus. Sie benötigen gute Hautöle, eine Trockenbürste, um die Haut zu aktivieren. Sie benötigen mehr Unterwäsche, weil der Körper stark ausdünstet. Sie brauchen eine Wärmflasche, um mit Hilfe eines feuchtwarmen Tuches Leberpackungen zu machen. Sie benötigen warme Kleidung, denn zu den Begleiterscheinungen des Fastens gehört manchmal, daß man aufgrund der erhöhten Toxinausscheidung und möglicher Kreislaufinstabilität friert.

Wer darf fasten?
Jeder darf fasten, der dazu bereit ist und über eine halbwegs gute gesundheitliche Verfassung verfügt. Wer im Fasten jedoch nur eine Möglichkeit zur Gewichtsabnahme oder Entleerung sieht, sollte nicht fasten. Es müssen Freiwilligkeit und bewußtseinsprägende Motivation vorhanden sein: die Fähigkeit, auf den Körper zu achten, sich zu entspannen, sich seelisch, geistig, körperlich umzuorientieren. Hierzu sollte man unter Umständen Entspannungstechniken wie Qi Gong, Meditation oder Autogenes Training einsetzen. Es muß eine ausgewogene Körperpflege betrieben werden.

Wer glaubt, daß seine Gesundheit nicht in Ordnung ist, sollte vor dem Fasten einen Therapeuten aufsuchen und befragen.

Wer sollte nicht fasten?

Schwangerschaft ist nicht unbedingt ein Grund, nicht zu fasten. Es gibt jedoch günstigere Zeiten, eine Fastenkur zu machen.

Untergewichtige und Menschen mit massiver Schilddrüsenüberfunktion sollten nicht fasten.

Menschen mit schweren chronischen und akuten Erkrankungen, Streßbelastete oder Untergewichtige sollten nur in Fastenkliniken beziehungsweise unter medizinischer Aufsicht fasten.

Ablauf des Fastens
- **Vorbereitungszeit:** 2–3 Tage.

  Ernährung: Vollwerternährung, Reistage, Rohkosttage, Obsttage;

  ph-Stabilisierung durch Ernährung, Mineralstoffe, Vitamine, Trinkmenge, Darmpflege. Mineral- und Vitaminsubstitution über *Orthocor*.

  Wichtig: Trinkmenge 2,5–3 Liter.

  Basiseinreibung.
- **Entlastungstag:** 1 Tag.

  Frühstück: Hirsebrei, Obst und Nüsse.

  Mittags: Rohkostgericht, Kartoffeln, Gemüse, Quark.

  Nachmittags: Frischgemüse oder 1 Apfel.

  Abends: Obst oder Obstsalat, Gemüsesalat, 1 Knäckebrot, Joghurt ohne Früchte.

  Basiseinreibung.
- **Fastentage:** 5 Tage, maximal 21 Tage.

  1. Fastentag

  Glaubersalz-/Bittersalzdusche.

  Mittags: Gemüsebrühe oder Gemüsesaft erlaubt.

  Tagsüber: Trinken des gesamten Tagesurins, dazu separat Mineralwässer plus Kräutertees mit 1 Teelöffel Honig, Trinkmenge nach Belieben. Wichtig: Flüssigkeit schlürfen, einspeicheln, nie hastig, sondern schluckweise trinken.

Basiseinreibung zu beliebiger Tageszeit.

Die nächsten Fastentage

Frühstück: Tee mit Honig, Gemüsebrühe, Gemüsesäfte.

Tagsüber: Trinken des gesamten Tagesurins, einschließlich Basiseinreibung zu beliebiger Tageszeit. (Glaubersalz-/Bittersalzdusche nur am 1. Fastentag.)

Weitere Fastentage bis maximal 2–3 Wochen werden genauso gestaltet.

Täglich Darmentleerung mit Warmwasserklistier; Wärmflasche mit feuchtwarmem Tuch auf den Oberbauch zur Leberaktivierung legen.

- **Aufbautage**

1. Aufbautag

Morgens: Kräutertee nach Bedarf mit etwas Honig.

Vormittags: Fastenbrechen mit 1 reifen Apfel, eventuell gedünstet; besonders ausgiebig und intensiv bis zur totalen Verflüssigung kauen.

Mittags: Kartoffelsuppe, bewußt lange jeden Löffelinhalt einspeicheln, kauen.

Nachmittags: 1 reifer Apfel, eventuell gedünstet.

Abends: Gemüsesuppe, Joghurt und Knäckebrot.

Kleine Bisse und intensives Kauen sind wichtig.

Trinken des Tagesurins, Basiseinreibung.

2. Aufbautag (bei zwei bis dreiwöchigem Fasten noch mindestens einen 3. Aufbautag einlegen, bei dreiwöchigem Fasten reichen in der Regel 5 Aufbautage)

Morgens: Backpflaumen, Feigen, Knäckebrot mit ein wenig Butter.

Mittags: Rohkost, Pellkartoffeln, Gemüse, Quarkspeise ohne Zucker.

Nachmittags: 1 Apfel, Haselnüsse.

Abends: Tomaten, Knäckebrot, Vollkornbrot, Magerkäse.

Kleine Bissen und intensives Kauen sind wichtig.

Trinken des Tagesurins; Basiseinreibung.

Die Fastentage im Überblick

Ruhe pflegen, Atemgymnastik betreiben, aber auch Bewegung nicht vergessen; viel Mußezeit mit leichter Unterhaltung, kein Fernsehen, kein Alkohol. Früh schlafengehen.

Jeden Tag Einläufe mit Ausnahme des ersten Tages. Trokkenbürsten mit nachfolgendem Einreiben von *AF-Tonic*.

Der Tagesurin wird so getrunken, wie er kommt, nichts auf Vorrat stellen. Basiseinreibung ist zu empfehlen.

Fastendauer: 3–5 Tage, maximal 21 Tage.

Das Fastenbrechen sollte etwa ein Drittel der Fastenzeit umfassen.

Welche Symptome können sich beim Fasten einstellen?

Wie bereits gesagt: Die Körperausdünstung wird intensiviert. Es kann sich ein Kältegefühl bis zum Frieren einstellen. Die Zunge ist meist belegt. Durchfälle können auftreten, dies besonders durch die Eigenurinduschen. Aufstoßen zeigt sich manchmal sowie Mundgeruch. Alte Hauterkrankungen können neu ausbrechen. Die Haut wird aktiviert, so daß möglicherweise ein Jucken, Spannen oder Brennen auftritt. Die Harnsäurewerte werden sich wahrscheinlich durch verstärkten Abbau von Eiweiß erhöhen. Durch Fasten wurden sogar Insektizidrückstände im Körper gelöst und waren in den Körperausscheidungen nachweisbar. Nicht ausgeheilte Erkrankungen können sich wieder zeigen. Symptome wie

Schwindel, Kopfdruck, Kopfschmerzen treten zuweilen auf. Rheumaschmerzen verstärken sich. Eine Psoriasis (Schuppenflechte) oder Neurodermitis können stärker werden. Manche werden mit Depressionen und Ängsten konfrontiert. Nach dem Fasten sind diese Zustände aber meistens wieder verschwunden. Dafür zeigt sich mehr Leistungsfähigkeit. Der Appetit kann nach dem Fasten stärker werden, während des Fastens macht sich unter Umständen ein verstärktes Durstgefühl bemerkbar.

Bei Tierversuchen ist übrigens festgestellt worden, daß Tiere, die fasten mußten, eine längere Lebenszeit hatten. Motiviert Sie das nicht?

Es ist ebenso bemerkenswert, daß durch Fasten Blinddarmreizungen und Gallenblasenentzündungen verschwanden. Aber es können auch alte Störungen wieder auftreten, zum Beispiel Herzklopfen, Herzschmerzen, Übelkeit; der Blutdruck kann schwanken. Längst verschwunden geglaubte Leiden sind wieder da, weil sie damals nicht ganz ausheilten und weil die Uringaben hier ausleitend und reaktivierend wirken. Das alles ist positiv!

Medikamente sollte man vor dem Fasten nach Möglichkeit absetzen beziehungsweise auf jeden Fall reduzieren. Hier gelten die bereits für die Urintherapie genannten Hinweise.

Die Vorteile des Urinfastens

Nach meinen eigenen praktischen Erfahrungen mit mir selbst und mit Patienten ist das Urinfasten eine intensive, nachhaltige, wirkungsvolle Umstimmungs- und Entgiftungstherapie, die die Fastenwirkung ausweitet, vertieft und durch den Urin auf ganzheitlichem Wege spezifiziert und individualisiert. Sie wissen inzwischen, daß Urin die Entgiftung aktiviert. Wir haben beim Urinfasten eine besonders intensive Entgiftungswirkung. Das ist ein Grund, der für das Urinfasten spricht. Durch die Uringaben paßt sich die Fastenkur in individueller, spezifischer Weise den Bedürfnissen des Fastenden an. Urin besitzt eine Katalysatorwirkung. Das ist ein zweiter Grund.

Urinfasten hat zudem noch den Vorteil, daß es durch die Basiseinreibung die Haut aktiviert. Dadurch können auch über die Haut verstärkt Körpergifte austreten. Patienten, die sonst Schwierigkeiten in den ersten Fastentagen hatten, erlebten beim Urinfasten wesentlich verringerte oder gar keine Probleme mehr. Urin hilft über die Umstellungsschwierigkeiten hinweg. Irgendwann gleicht der Uringeschmack klarem, reinem, aromatisch schmeckendem Quellwasser. Der Urin riecht auch nicht mehr. Dafür riecht der Fastende unter Umständen um so mehr. Eine gute Hautpflege und eine gute Darmentleerung mit dem Irrigator bzw. Klysma sind gerade beim Urinfasten deshalb sehr wichtig. Sie beugen hier vor. Vergessen werden soll auch nicht die von mir bereits auf Seite 112 erwähnte Empfehlung des Dr. J. F. O. Quinn, USA, daß Urinfasten in Verbindung mit Urinaugentropfen einen Grauen Star bessern kann.

Irgend jemand hat mir einmal gesagt, daß Fasten sei wie das Messer des Chirurgen. Es sorgt dafür, daß das Faule aus dem Körper entfernt wird. Für mich ist es noch mehr als ein Operationsmesser. Der Chirurg kann nur in einem sehr begrenzten Bereich schneiden. Das Urinfasten aber zupft mit seinem besonderen Saft das Unkraut im ganzen Körper aus. Das mag der Grund dafür sein, daß Urinfasten auch besonders gut aufbaut. Patienten, die das allgemeine Fasten und das Urinfasten kennen, berichteten mir, daß sie sich nach dem Urinfasten besonders gestärkt fühlten.

Aber das ist noch nicht alles. Urinfasten wirkt tiefgreifend bis in das Seelisch-Geistige hinein. Auch die Auseinandersetzung mit dem »unsauberen« Teil des Urins trägt dazu bei. Man atmet so richtig auf, wenn man die Lasten vieler Jahre verliert. Es wird einem der Druck von der Brust und den Schultern genommen. Man blüht richtig auf, weil man eine andere Einstellung bekommt. Alte, hartnäckige Beschwerden zeigen sich kurzzeitig verstärkt. Doch die Gesundheit bekommt wieder Auftrieb. Seelische und körperliche Verkrustungen lösen sich und werden hinausgeschwemmt. Dabei kann es dann schon mal zu körperlichen und seelischen Krisen kommen. Leben Sie sie bewußt und konstruktiv aus. Verdrängen Sie nichts. Stellen Sie sich!

Der Kopf wird plötzlich wieder klar. Die Müdigkeit ist verschwunden. Die Leistungsfähigkeit kehrt wieder zurück. Die Steifigkeit der Gelenke läßt nach. Das Essen schmeckt wieder besser. Das Vertrauen zu sich selbst kehrt zurück. Angst und Depressionen sind vermindert oder gar gewichen. Das Gewicht normalisiert sich. Der Urin wirkt wie ein Lebenselixier. Man blickt wieder optimistisch in die Zukunft.

Natürlich kann ich nicht versprechen, daß all diese positiven Aspekte eintreten. Was ich hier aufzähle, sind Erfahrungen aus eigenem Erleben und aus den Berichten vieler Patienten im Laufe der Jahre. Auch Sie werden ganz individuelle positive Erfahrungen machen. Lassen Sie sich überraschen.

Was ist speziell beim Urinfasten zu beachten?
Der Wichtigkeit halber stelle ich es voran: Beim Urinfasten kann sich die Herzfrequenz erhöhen, psychische Reaktionen sind möglich.

Die Basiseinreibung gilt als Standardanwendung beim Urinfasten. Sie können mit der Basiseinreibung auch ein bis zwei Wochen vorher anfangen, wenn Sie meinen, daß Ihre Haut nicht so leistungsfähig ist, mit dem später verstärkt ausgeschiedenen Toxinen fertig zu werden.

Mit dem Urintrinken würde ich aber erst am ersten Fastentag beginnen oder alternativ das Bleibeklistier einsetzen, wenn Sie nicht trinken möchten. Prüfen Sie Ihren Urin auch mit dem Indikatorpapier. Sie bekommen es in der Apotheke als einzeln, separat abgegebene Ergänzung zum Präparat Alkala. Mit dem Indikatorpapier prüfen Sie den ph-Wert des Urins, indem Sie das Papier kurz mit dem Urinstrahl in Verbindung bringen. Dabei tritt eine Verfärbung ein. Die Art der Verfärbung zeigt Ihnen, in welchem ph-Wert-Bereich sich Ihr Urin bewegt, wenn Sie ihn mit der Meßskala vergleichen. Der Wert sollte zwischen 5 und 7 liegen, morgens meistens um 5, ab mittags bis über 7.

In der Vorlaufphase ist auch die Trinkmenge wichtig. Ich empfehle 2–3 Liter pro Tag an Flüssigkeit zu sich zu nehmen und Kräutertees wie Nieren-Blasen-Tee und Leber-Galle-Tee den Vorzug zu geben. Bei gesundheitlichen Problemen ist die Trinkmenge mit dem Behandler abzuklären.

Ich empfehle *Presselin Vesicatee N* oder *Presselin Leber-Galle-Tee*. Bereiten Sie den Tee mit dem stillen Mineralwasser von *Haderheck* oder *Volvic* zu. Als sehr gut für die Vorbereitung hat sich auch folgende Teemischung erwiesen (eventuell begleitend einsetzen, besonders bei Darmproblemen):

10 g Aloepulver

10 g Bockshornkleesamen-Pulver

20 g Fenchelpulver

15 g Wacholderbeerenpulver

10 g Anispulver

10 g Kümmelpulver

Jede Apotheke bereitet Ihnen diese Teemischung zu.

Davon nehmen Sie 1 Teelöffel voll und kochen sich daraus 1 Liter Tee. Trinken Sie diesen Tee tagsüber schluckweise. Er hat eine mild abführende Wirkung. Er sorgt dafür, daß die Entgiftungsventile des Körpers geöffnet werden.

Empfehlenswert ist auch folgende Mischung, damit Sie Ihre Trinkmenge erreichen: *Haderheckwasser* mit *Kanne Brottrunk* gemischt im Verhältnis 3 : 1. *Kanne Brottrunk* führt Ihnen wichtige Spurenelemente zu, die für die Entgiftung besonders wichtig sind. Außerdem wirkt *Kanne Brottrunk* positiv auf die Darmflora. Die meisten Menschen haben ja durch Umweltverschmutzung, ungesunde Lebensweise oder mangelndes Kauen eine gestörte Darmflora. *Kanne Brottrunk* sorgt außerdem dafür, das Säure-Basen-Gleichgewicht zu stabilisieren.

Alle Getränkevorschläge sollen als Anregung gedacht sein. Noch ein Tip: Nehmen Sie 1 Teelöffel *Luvos Heilerde* in der Vorbereitungszeit und 3 x 1 Kapsel Lebertran der Firma Pohl ein. Sie stabilisieren den Mineral- und Vitaminhaushalt.

Weil es so wichtig ist, erneut ein Wort zum Thema Medikamente, selbst wenn ich mich wiederhole! Versuchen Sie, in der Vorlaufphase alles an Medikamenten abzusetzen, was irgend möglich ist. Begehen Sie aber nicht den Fehler, wichtige Medikamente wie Diabetesmittel oder Herzmittel abzusetzen. Klären Sie nach Möglichkeit mit Ihrem Therapeuten ab, welche Medikamente abgesetzt oder reduziert werden können. Versuchen Sie, notwendige Medikamente weitgehend aus dem Bereich Kräuterheilkunde, Homöopathie, Isopathie zu beziehen. Überall dort, wo Sie die Möglichkeit haben, wo sie risikolos Medikamente absetzen können, tun Sie es.

Vergessen Sie bei Darmschwierigkeiten nicht, den bereits erwähnten segensreichen Flohsamen einzunehmen. Er hat nichts mit Flöhen zu tun. Der Flohsamen sieht nur so aus wie ein Floh. Seine entgiftende Wirkung stabilisiert den ph-Wert im Darm. Er regeneriert somit die Darmflora, schützt vor Entzündungen der Darmschleimhaut, führt milde ab. Er eignet sich für die Vorlauf- und Nachlaufzeit, nicht für die Fastenzeit.

Nehmen Sie in der Vorlaufphase morgens auch 1 Teelöffel *Teuto Bärlauchgranulat* ein. Bärlauch ist ein Wildknoblauch, nach dessen Genuß man nicht riecht. Man sagt ihm eine bessere Wirkung nach als dem eigentlichen Knoblauch. Bärlauch sorgt für eine gute Viskosität Ihres Blutes. Es fließt besser durch die Kapillaren, spült Stoffwechselschlacken schneller aus. Das hebt das körperliche Wohlbefinden, und vor allen Dingen regeneriert Bärlauch den Darm. Ihre Apotheke berät Sie sicherlich gern. Empfehlenswert ist, das *Teuto Bärlauchgranulat* auch nach dem Fasten über drei bis vier Monate hinweg zu nehmen.

Als Alternative für die Vorlaufphase kann ich den Hirsebrei empfehlen. Hierzu nimmt man 2 Tassen Wasser und 1 Tasse Hirse. Man kocht das Wasser auf, gibt die Hirse dazu und läßt sie dann bei zugedecktem Topf quellen. Essen Sie diesen Hirsebrei tagsüber löffelweise. Nehmen Sie dann nichts anderes zu sich. Während und auch nach Abschluß des Hirsefastens sollten Sie ausreichend trinken. Ich wiederhole mich zwar. Aber dennoch tue ich es: Es handelt sich um 2–3 Liter Kräutertee oder stilles Mineralwasser. Mineralwasser können Sie mit *Kanne Brottrunk* mischen. Hirse hat einen guten Einfluß auf den Säure-Basen-Haushalt. Sie werden rasch merken, wie sich der ph-Wert des Urins stabilisiert. Außerdem enthält Hirse viele lebenswichtige Mineralstoffe.

Falls beim Urinfasten negative Symptome auftreten, dann versuchen Sie zunächst, durch mehr Trinken, noch mehr Ruhe, Bauchkompressen mit der Wärmflasche oder Atemübungen dieser Symptome Herr zu werden. Sie können auch eine Bauchmassage bei sich durchführen. Geraten Sie auf keinen Fall in Panik. Machen Sie nach Möglichkeit weiter. Nur wenn verstärkt Durchfall auftritt – aufgrund der Eigenharnwirkung oder durch einen massiv vorgeschädigten Darm – sowie toxinbedingte Überreaktionen sich zeigen, sollten Sie den Urin einen Tag weglassen. Dann fangen Sie wieder an. Ist die Fastenzeit vorbei, geht es ans Fastenbrechen. George Bernhard Shaw hat einmal gesagt: »Jeder Dumme kann fasten. Aber nur der Weise kann Fastenbrechen.« Richtiges Fastenbrechen wird letztlich den Erfolg einer Fastenkur erst sicherstellen.

Sie sollten sich vor dem Urinfasten ein Buch über das Fasten besorgen und sich damit ausführlich beschäftigen. Dieses Kapitel stellt keineswegs eine komplette Einführung in das Fasten dar. Es bietet vielmehr eine Kurzdarstellung mit den wichtigsten Grundregeln des Fastens. Danach können Sie ohne weiteres arbeiten. Wer aber mehr in die Tiefe gehen möchte, muß sich ausführlichere Literatur besorgen. Ganz wichtig ist es, auf keinen Fall vorzeitig das Fastenbrechen zu beenden, es unvollständig durchzuführen oder es gar wegzulassen und gleich wieder voll zu essen. Sie können dabei schwere gesundheitliche Schäden hervorrufen. Es wäre wie ein Schock für den Körper – als würde er aus dem Tiefschlaf wachgerüttelt und wäre sofort gezwungen, schwere körperliche oder geistige Arbeit zu leisten. Das richtige Fastenbrechen entscheidet also mehr über den Erfolg oder den Mißerfolg einer Kur als das Fasten selbst. Der Körper stellt während des Fastens nach vier bis fünf Tagen die Produktion von Verdauungssäften ein. Würden Sie also plötzlich wieder normal essen, wäre überhaupt kein Verdauungssaft da, um die Nahrung zu verarbeiten.

Wichtig ist vor allen Dingen auch das richtige Atmen während des Fastens. Die Nase muß frei sein. Ist dies nicht der Fall, spült man sich die Nase mit Hilfe der *Jala-Neti-Kanne* aus. Oder man massiert die Nasenscheidewand mit einem Q-Tip auf den man 2–3 Tropfen *Nasenreflexzonenöl mild* träufelt. Man sollte nicht vergessen, daß viele Körperorgane durch Nahrungsverfälschung und ungesunde Lebensweise geschädigt sind. Während des Fastens haben sie sich erholt. Wenn jetzt plötzlich Nahrung hineinstürzt, ist der Körper dieser Belastung, die wie ein Keulenschlag wirkt, nicht gewachsen. Fastenbrechen ist langsames Hinführen zu einer Normalernährung. Das Fastenbrechen sollte ein Drittel der Fastenzeit dauern. Hat man 8 Tage gefastet, müßte man 2–3 Tage Fastenbrechen durchführen. Unter Umständen kann während des Fastenbrechens noch einmal eine leichte Krise eintreten. Man sollte deswegen nicht irritiert sein. Es wird alles wieder in Ordnung kommen.

Es gibt allerdings Therapeuten, die behaupten, Krisen während des Fastenbrechens zeigten, daß noch nicht ausgiebig genug gefastet worden sei. Der Körper habe sich noch nicht genügend stabilisiert. Deswegen komme es durch das langsame Umstellen auf Normalernährung nochmals zu Krisen. Man müsse erneut nachfassen. Ich persönlich empfehle in solchen Fällen, das Fastenbrechen um die doppelte Zeit zu verlängern und nach einer gewissen Zeit, ich denke hier an 4 Wochen, noch einmal ein Urinfasten durchzuführen.

Das Fastenbrechen setzt unbedingt voraus, daß man sich für die Mahlzeiten Zeit nimmt. Essen ist Muße. Jeder kleine Bissen muß langsam und bewußt gekaut und eingespeichelt werden. So erschließen wir uns auch den geistigen Teil der Nahrung. Die Bissen müssen zu einem flüssigen Speisebrei werden. Deswegen sollte man mindestens 32 mal kauen.

Damit regt man auch die Produktion der Verdauungssäfte behutsam an. Man schult wieder das Verdauungssystem. Man bessert die Sensibilität der Geschmacksnerven. Die Schleimhaut wird aktiviert und sondert wieder Schleim und Speichel ab. Die Flüssigkeit wird teelöffelweise zu sich genommen, nicht schluckweise. An Flüssigkeit eignen sich grüner Tee, Kräutertee, Wasser oder Gemüsesäfte, wie schon gesagt.

Nach Abschluß des Urinfastens sollte man ruhig gelegentlich die Leberkompresse wiederholen. Man kann auch über Wochen und Monate den Morgenurin weitertrinken. Gelegentliche Basiseinreibungen sind ebenso zu empfehlen. Soviel zum Urinfasten.

Symphonie des Urinfastens:
vorher und nachher.

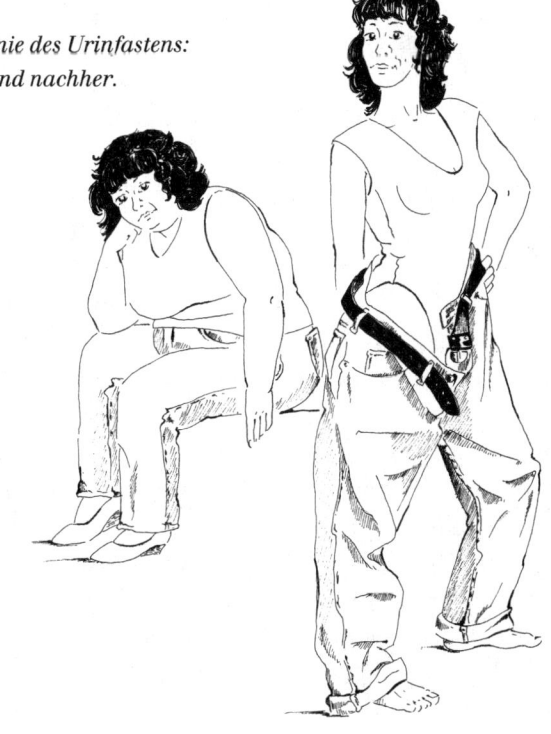

Eine Alternative zum Urinfasten – die Fastendiät

Urinfasten und Fastendiät sind zwei verschiedene Wege und, das ist wichtig zu wissen, laufen auf zwei verschiedenen Ebenen ab. Wer z. B. berufliche Belastung nicht mit einer Fastenzeit in Einklang bringen kann, hat in der Fastendiät den Ausweg, allerdings nicht mit gleicher Wirkung.

1. Tag

Morgens: 1–2 Gläser *Haderheckwasser* mit 2–3 Eßlöffel *Kanne Brottrunk.* Man wartet 15 Minuten, trinkt dann 1–2 Tassen warmen Kräutertee, jeweils mit einem halben Teelöffel Honig pro Tasse.

Vormittags: 1 Banane. Wichtig ist, in kleinen Bissen ausreichend zu kauen. Obwohl die Banane weich ist und auf der Zunge zerquetscht werden könnte, ist der Kauvorgang sehr wichtig. Oder man dünstet sich 1 Apfel, den man mit etwas Zimt und einer Messerspitze voll *Galgant* bestreut.

Mittags: 2 Pellkartoffeln mit 1 Teelöffel Flohsamen bestreut und einem halben Teelöffel Sonnenblumenöl verfeinert.

Nachmittags: 1–2 Tassen Kräutertee mit etwas Honig.

Abends: 1 gedünsteten Apfel mit Zimt und *Galgant* bestreuen, dazu Gemüsebrühe aus dem Reformhaus.

Dazu Darmentleerung mit Klistier. Den Urin als gesamte Tagesmenge oder wahlweise nur den Morgenurin trinken. Für jene, die keinen Urin trinken möchten, bietet sich hier wieder das Bleibeklistier an. Basiseinreibung ist empfehlenswert.

2. Tag

Morgens: 1–2 Gläser stilles Mineralwasser, mit *Kanne Brottrunk* nach Belieben gemischt, dazu 1 Tasse Reisschleim oder passiertes 6-Korn-Mehl aus dem Reformhaus, in Wasser gekocht.

Mittags: pürierte, selbst hergestellte Gemüsesuppe (auf keinen Fall aus der Tüte) mit pürierten Kartoffeln (selbst zubereiten).

Abends: 1 Glas Trinkmolke, 1 Teelöffel Sahne und 1 Teelöffel Flohsamen im Mixer aufbereiten, dazu 1 Tasse Gemüsesuppe.

Darmentleerung und Urin wie am 1. Tag.

3. Tag

Morgens: 3 Feigen, dazu passierte Mehlsuppe aus Wasser und biologisch gezogenem Dinkel, mit 1 Messerspitze *Galgant*.

Mittags: Gemüsebrühe mit pürierten Tomaten, püriertem Broccoli- und Zucchinigemüse (selbst herstellen aus Bio-Gemüse).

Abends: in Wasser gekochter Hirsebrei, verfeinert mit je 1 Messerspitze *Galgant*, Zimt und Ingwerpulver. Dazu Kräutertee mit etwas Honig.

Darmentleerung und Urin wie am 1. Tag.

4. Tag

Morgens: Hirsemüsli mit 1 Eßlöffel *Chufas-Nüßli*. *Chufas-Nüßli* ist ein ballaststoffreiches, mineralstoffreiches Körnerprodukt. Dazu nehmen Sie 1 Eßlöffel Flohsamen, 1 geriebenen Apfel, ein paar Rosinen, 1 Teel. *Kanne Brottrunk*, dazu etwas *Galgant*.

Mittags: Pellkartoffeln mit Quark. Den Quark bereitet man

sich mit etwas Schnittlauch und 1 Teelöffel Sonnenblumenöl selbst zu. Dazu kann frischer Salat gereicht werden mit etwas Kefir und Zitronensaft. Geriebene Karotten sind ebenfalls erlaubt mit etwas Sahne.

Abends: geriebene Karotten mit saurer Sahne, 1 geriebener Apfel und gehackte Mandeln. Dazu 1–2 Scheiben Knäckebrot. Für ausreichende Trinkmenge sorgen.

Darmentleerung und Urin wie am 1. Tag.

5. Tag

Morgens: Hirse mit Buchweizenschrot gemischt in Wasser kochen, verfeinert mit je 1 Messerspitze *Galgant,* Ingwerpulver, *Bertram-Pulver,* 1 Teelöffel Flohsamen, 1 Teelöffel Zimt, etwas Sahne, ein paar Rosinen, 1 geriebenen Apfel und 1 Eßlöffel *Chufas-Nüßli.*

Mittags: gebratener Tofu, gekochtes Gemüse nach Wahl, Kartoffeln, dazu geriebene Karotten mit *Chufas-Nüßli,* Sellerie, Birne.

Abends: Rohkost aus Sellerie, rote Bete, Avocado, geriebenen Karotten. Dazu Knäckebrot, Vollkornbrot oder Vollkornbrötchen. Für ausreichende Trinkmenge sorgen!

Darmentleerung und Urin wie am Vortag.

6. Tag

Morgens: in Wasser gekochtes Müsli aus je 1 Eßlöffel Kastanienmehl, *Chufas-Nüßli,* 1 Teelöffel Flohsamen, 1 Eßlöffel Buchweizenschrot, 1 Eßlöffel Hirse. Alles zusammen aufkochen. Dann frischen Apfel einreiben, 1 Teelöffel Honig, je 1 Messerspitze *Galgant,* Zimt und Ingwerpulver, 4 gehackte Mandeln hinzufügen.

Mittags: Pellkartoffeln mit Kräuterquark, Tofubratling und gekochtes Gemüse.

Abends: Knäckebrot mit Schnittlauchquark, mit 1 Teelöffel Sonnenblumenöl verfeinert. Dazu einen Salat aus gehacktem Tofu, aufbereitet mit Schnittlauch, Sesamöl, 1 Prise Meersalz. Man trinkt ein Glas frisch gepreßten Karottensaft und achtet generell darauf, genug zu trinken.
Darmentleerung und Urin wie 1. Tag.

Noch eine empfehlenswerte Bereicherung des Speisezettels für alle Fastendiättage: Zusätzlich dreimal täglich 1 gehäufter Eßlöffel gekeimte Mungobohnen, wahlweise Kichererbsen, Sojabohnen oder Weizenkörner aus dem Reformhaus. Dort gibt es auch Spezialtöpfe zum Keimenlassen. Dazu nimmt man 1 Tagesdosis *Ortho-Immun 30.*

Fastensymptome sind bei dieser Fastendiät, der Alternative zum Urinfasten, nicht zu erwarten. Allerdings kann bei dem Trinken der vollen Tagesurinmenge wieder eine beschleunigte Stuhlentleerung auftreten. Dann müßten Sie mit dem Urin vorübergehend pausieren.
Die hier gemachten Vorschläge für das Fasten und Fastenbrechen sind das Ergebnis praktischer Erfahrung aus eigenen Fastenzeiten. Die genannten Nahrungsmittel sollten nicht im Mikrowellenherd zubereitet werden.
Jeder mag nun seine eigenen Erfahrungen sammeln. Das, was ich Ihnen hier vorstellte, ist lediglich eine Anregung. Ich will Sie aber keinesfalls zum wilden Experimentieren ermuntern. Eigene Kreativität ist hingegen erlaubt. Was ich Ihnen damit dringend ans Herz legen möchte, ist, wieder mehr auf Ihre innere Stimme zu achten. Trainieren Sie Ihre innere Stimme, indem Sie in sich hineinlauschen.
Fasten und Fastendiät dienen nicht nur der inneren Körperreinigung, sondern, wie ich in diesem Kapitel schon sagte,

auch der seelischen Reinigung; sie wird durch die Urintherapie noch verstärkt. Seelische Reinigung heißt Arbeiten mit den feinsten und subtilsten Energien unseres Körpers. Fasten verbindet mit dem Wichtigsten, was wir haben, dem Körper. Fasten macht uns unseres Körpers wieder bewußt. Man gewinnt ein besseres Gefühl für ihn und merkt künftig rascher, was ihm bekommt und was nicht. Der Urin fungiert dabei als verbindendes Element, als Katalysator, als Lösungs- und Reinigungsmittel. Die Urintherapie führt zu den subtilsten Schichten und Energien, bringt Verkrustungen wieder zum Schwingen. All das macht den besonderen Stellenwert des Urinfastens aus und erklärt die bemerkenswerten Therapienresultate. In diesem Sinne, viel Erfolg!

Der diagnostische Blick – Harnschau

Dieses Kapitel soll Sie nicht zum Naturheilkundler oder Urindoktor machen, der mit kundigem Blick im Urin-Schauglas Krankheiten erkennt. Farbe, Schaumbildung, Trübung, Blasen und andere sichtbare Phänomene sind ihm Hinweise dafür.

Seit Jahrhunderten haben Urinschauer ihre Kunst zum Wohl der Patienten angewendet. Mir geht es hiermit darum, in diesem Kapitel mit Hinweisen aus der Urinschau nochmals zu verdeutlichen, welch unglaublich genaues Spiegelbild der Urin ist. Wer die Schriftzeichen der Urinschau nämlich versteht, kann erkennen, *ob* der Patient erkrankt ist, *wie* sehr er erkrankt ist, *welche* Tendenz die Erkrankung hat (zur Besserung oder Verschlimmerung hin), *wo* die Krankheit sitzt, *welche* Belastungen von ihr ausgehen, *wodurch* sie entstanden ist. Man kann unterschiedliche Krankheitssymptome differenzieren. So unterscheidet man u. a. mit Hilfe des Urins, ob eine Allergie oder eine bakterielle Entzündung vorliegt, ob man es mit einer Pilz- oder einer Virusbelastung zu tun hat, ob eine Belastung mit Umwelttoxinen den Körper schwächt.

Wenn Sie beim Lesen dieser Zeilen jetzt mit dem Kopf schütteln oder ärgerlich die Fäuste ballen, so kann ich es verstehen. Man kann es sich ja kaum vorstellen, daß dies alles im Urin zu sehen sein soll. Jedoch dürfen Sie mir glauben, daß ich diese Aussagen nicht machen würde, wenn ich sie nicht

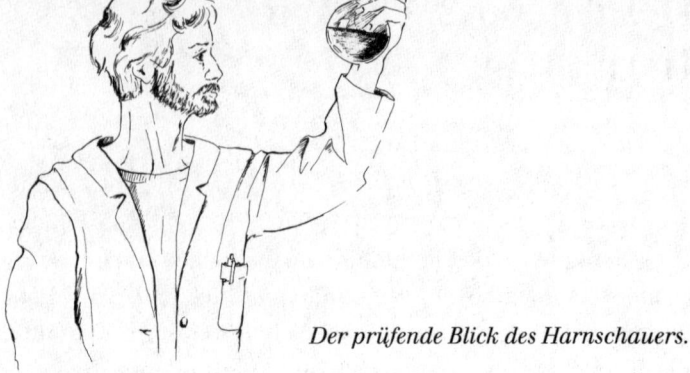

Der prüfende Blick des Harnschauers.

durch eigene, jahrelange Erfahrungen in der Praxis bestätigt gefunden hätte. Ich war Praktikant bei Urinschauern Asiens, Kollegen und Kolleginnen in der BRD gaben mir Unterstützung. Ich habe meine so mühsam gesammelten Erfahrungen in eigener Praxis umgesetzt und darin die Bestätigung für die Verläßlichkeit des Urins als diagnostisches Hilfsmittel gefunden. Ich weiß durchaus, daß in der wissenschaftlichen Medizin zur Diagnostik der obengenannten Krankheitsbefunde umfangreiche, teure Untersuchungen gemacht werden, oft mit wenig Erfolg. Da kann ich es durchaus verstehen, wenn man als Laie ausruft: »Das kann doch wohl nicht sein, daß das, was selbst die teuren Apparate in den Kliniken nicht zu erfassen vermögen, in einem simplen Uringlas sichtbar sein soll.« Und doch ist es so. Ich möchte in diesem Zusammenhang die Worte eines meiner asiatischen Meister zitieren. Er sagte zu mir: »Es passiert nichts im Inneren, was der Körper nicht außen zeigen würde.« Genau das hat auch der mir persönlich bekannte Heilpraktiker H. D. Bach gesagt, der sich speziell mit äußeren Erscheinungen innerer Krankheitsphänomene beschäftigt hat. Er hat darüber zwei Bücher geschrieben, die im In- und Ausland großes Aufsehen erregten und selbst in der Schulmedizin beachtet werden. Er sagte: »Achtet auf äußere Kennzeichen, wenn Ihr innere Krankheiten erkennen wollt.« Was Herr Bach hier generell über äußere Kennzeichen sagte, das trifft natürlich genauso auf den Urin zu. Das ist der Punkt. Die Harnschau liefert einen weiteren, wichtigen Beweis für die Richtigkeit der Behauptung, der Urin sei ein Spiegelbild des Körpers. Deswegen scheint mir besonders dieses Kapitel ungemein wichtig. Es kann Ihnen nochmal die Bedeutung des Urins in der Heilkunde vor Augen führen. Es ist ein weiteres Mosaiksteinchen zur Vervollständigung des Puzzles »Eigenharn« in der Heilkunde.

Ich möchte Ihnen mit diesem Kapitel auch die Möglichkeit geben, einmal selbst in spielerischer Weise an die Praxis des Urinschauens heranzugehen. Sie werden staunen, welche Vielfalt Sie da entdecken. Über das Betrachten bekommen Sie dann einen besseren Kontakt zum Thema »Urin« und erfassen eher dessen Bedeutung für gesunde und kranke Tage als Therapeutikum und Diagnostikum. Das wäre sicher auch ein Weg zur Praxis und zur Selbstbehandlung.

Nehmen Sie sich einfach einmal ein Glas mit Urin und schauen Sie von oben und von der Seite hinein. Achten Sie auf Farbe, Trübungen, Schaumbildung, Wolken, Fäden, Belag, Schleier, Ablagerung, Blasen. Studieren Sie die farblichen Unterschiede des Morgenurins zum Abendurin, des Urins nach dem Essen, Trinken, Schwitzen. Sehen Sie sich kritisch an, wie sich in verschiedenen Schichten sichtbare Phänomene manifestieren und wie sie sich dort auch halten. Achten Sie darauf, wie sich Bodensatz bildet. Vielleicht entdecken Sie dabei einige der Phänomene, die ich Ihnen im folgenden näherbringe. Gewinnen Sie so mehr Erkenntnis über den Pulsschlag des Körperinneren, über die Vitalität

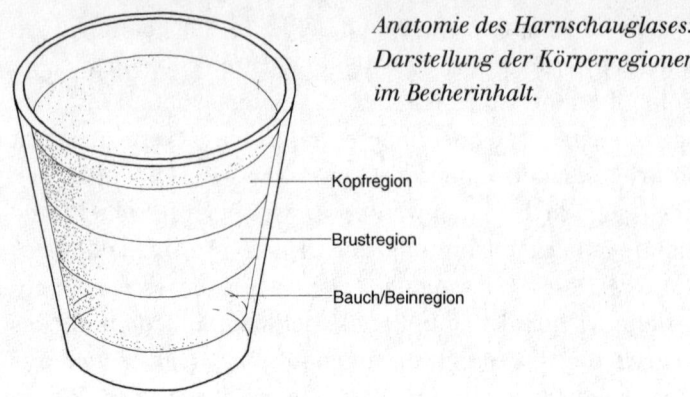

Anatomie des Harnschauglases: Darstellung der Körperregionen im Becherinhalt.

Kopfregion

Brustregion

Bauch/Beinregion

des Urins. Das schult nicht nur die Beobachtungsgabe und die Intuition, sondern macht auch ganz einfach Spaß, weckt Kreativität, den Blick für Zusammenhänge. Es stärkt das Körperbewußtsein, verfeinert das Gehör für die Stimme des »Inneren Arztes«. Das wäre ungemein wertvoll, in gesunden Tagen zur Vorbeugung und in kranken Tagen als Schritt zur Heilung, als Hinweis zu mehr Verständnis für unseren Körper.

Worauf sollen Sie nun achten? Fangen wir einmal mit der Dreiteilung an. Unterscheiden Sie im Urin zunächst die Dreiheit des Menschen: a) den Geist, im oberen Drittel, b) das körperliche Prinzip, im mittleren Drittel, c) die Seele, im unteren Drittel des Glasinhalts. Ja, all das können Sie im Urin unterscheiden. Danach haben die alten Urinschauer immer gearbeitet. Wenn Sie Urin im Glas haben, lassen Sie das Glas zunächst eine Viertelstunde stehen. Dann betrachten Sie es. Teilen Sie dazu den Inhalt des Glases wie gesagt in drei gleiche Teile in. Das obere Drittel spiegelt die Situation des Kopfes (Geistesebene), das mittlere Drittel die Situation im Brustbereich (Körperebene) und das untere Drittel die Situation im Bauch- und Beinbereich (Seelenebene) wider.

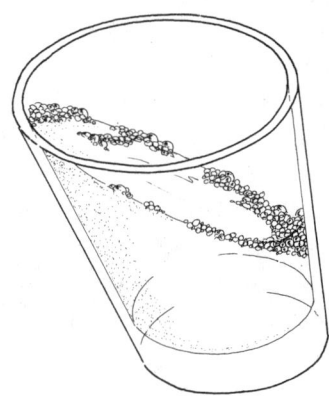

Urinschaum auf der Oberfläche des Urins als Hinweis auf Durchblutungsstörungen im Kopf.

Hier einige grundlegende Betrachtungen zu den drei Abschnitten.

Kommen wir zunächst zum Kopf. Viele Naturheilbehandler sagen, alle Krankheiten sind vordergründig vom Beginn her ein geistiges Phänomen. Im Geistigen haben wir die Ursache, die sich irgendwann im seelischen oder im körperlichen Bereich niederschlägt. Der Kopf mit dem Gehirn gilt als geistiges Zentrum. Der Kopf ist der Morgen. Der Morgen ist das sprießende Samenkorn, die Quelle des Tages, der Beginn des Tages. Wer im Kopf nicht loslassen kann, verkriecht sich im Schneckenhaus, verkrampft sich. Solch ein Mensch klagt als mögliche Folge dessen über Kopfdruck, Schwindel, Benommenheit, Bauchdruck, Herzstechen, Sehstörungen oder anderes. Er dreht sich bildlich gesprochen im Kreise. Er steht vor einer Wand. Die Disharmonie im Kopf führt echoartig zum Donnergrollen im Körper. All diese körperlichen Störungen als Folge der geistigen Dissonanzen zeigen sich durch Veränderungen im Urinschaubild. Geistig-Seelisches findet hier einen materiellen Niederschlag in Form von sichtbaren Urinphänomenen. Die Klammergedanken und der nicht verarbeitete Streß schädigen das physiologische Gleichgewicht, das Milieu. Harnsäure, Pilzbelastungen, Durchblutungsstörungen können solche Folgen sein.

Schauen Sie zunächst von oben auf den Urin im Glas. Sie sehen vielleicht Blasen, Schlieren, Farbschichten. Blasen sind ein Hinweis auf Durchblutungsstörungen. Es sind natürlich nur solche Blasen gemeint, die auch noch nach einer Viertelstunde sichtbar sind. Sind es Blasen in der Größe etwa eines Streichholzdurchmessers, geben Sie Hinweise auf ein gestörtes venöses System. Sind die Blasen kleiner, widerspiegeln sie das arterielle System. Sind sie winzig wie etwa der Durchmesser eines Stecknadelschaftes, dann zeigen sie Angst an. Dort, wo sich die Blasen im Glas zeigen, dort ist auch analog die Störung im körperlichen Bereich, z. B. in der linken Kopfhälfte. Wenn Sie vor dem Glas stehen, dann ist auf der linken Seite des Betrachters die rechte Seite des Patienten. Im oberen Drittel des Becherinhalts wäre das die rechte Kopfhälfte. Und nun kommt etwas sehr Wichtiges: Die rechte Seite bleibt immer die rechte Seite und die linke Seite immer die linke Seite! Mit anderen Worten, wenn Sie das Glas um 180 Grad drehen, dreht sich der auf der Oberfläche schwimmende Schaum nicht mit! Er folgt nicht der Drehung, sondern rutscht langsam auf die ursprüngliche Seite wieder zurück. Rechter Schaum bleibt rechts, wie immer man das Glas auch dreht!

Schwimmt unter der Blasenschicht eine gelatineartige Schicht, eventuell mit farbigen Veränderungen, zeigt das eine toxische Belastung des Körpers an. Diese kann aus dem Körper selbst stammen, sie kann aber auch umweltbedingt von außen kommen. Das gleiche gilt für dunkle Schichten als Ausdruck von Stoffwechselstörungen. Sie finden sich immer dort, wo der Körper belastet ist, im oberen, mittleren oder unteren Drittel des Becherinhalts.

Kalkartige Wolken im Kopfbereich haben mit Angstzuständen zu tun. Dieser Mensch ist vor Angst, im wahrsten Sinne des Wortes, benebelt. Diese Kalkwolken sind gleichzeitig auch Hinweis auf einen gestörten Kalkstoffwechsel. Diese Störung kann sich an unterschiedlichen Stellen des Körpers manifestieren. Der Urin zeigt es! Zuviel Kalk macht hart, brüchig, spröde. Das kann sich auf die Adern beziehen (Arteriosklerose). Auch das Gegenteil kann der Fall sein, daß nämlich der Kalk aus den Knochen herausgezogen wird (Osteoporose).

Hier muß nach der Ursache und u. U. nach einer geistigen Quelle als Hintergrund zu diesem Phänomen gesucht werden. Der Urin gibt Hinweise dazu. Auf der physischen Ebene muß das Phänomen »Kalkstörung« durch geeignete Ernährungs- oder Medikamententherapie angegangen werden. Die Urinschau kann ebenfalls wichtige Aufschlüsse geben, da sie Möglichkeiten zur Ursachenfindung, Krankheitslokalisation zu geben vermag.

Finden Sie einen gelblichen Schleier im Kopfbereich, so gilt dieser als Hinweis auf eine Cholesterin-Belastung. Gleicht dieser Schleier einem Morgennebel, wedelnden Farnblättern, einem feinwebigen Spinnennetz, so sind das Hinweise auf einen gestörten Fettstoffwechsel.

Ich habe diese eben genannten Phänomene alle auf den Kopfbereich bezogen. Wenn Sie aber von der Seite ins Glas hineinschauen, dann können Sie unter Umständen Blasen auch im mittleren Drittel des Glases, also im Brustbereich oder im unteren Drittel des Glases, also im Bauchbereich, sehen. Das gleiche gilt für den Kalkstaub, für die gelbliche Verfärbung, kurz für alle Urinphänomene. Sie zeigen sich immer dort, wo sich die körperliche Störung manifestiert. Diese Phänomene bleiben auch dort, wenn man den Urin schüttelt, bzw. bilden sich nach dem Verschütteln wieder dort.

Kommen wir zum zweiten oder mittleren Drittel. Es steht für den Brustbereich. Die Brust steht symbolisch für das körperliche Prinzip. Das körperliche Prinzip ist der Bereich, in dem wir die Störung körperlich empfinden. Das mag widersprüchlich klingen, macht aber übertragenerweise Sinn. Der Brustbereich gleicht dem Mittag, an dem die Sonne am höchsten steht, an dem das Licht am intensivsten wirkt. Der Mittag gilt als Abschnitt, an dem sich der jugendliche Morgen zum reifen Erwachsenen des Nachmittags oder zum Greis des Abends entwickelt. Hier haben wir die Waage, die sichtbare Veränderung durch andere Gewichtung.

In der chinesischen Medizin gilt die Lunge als das Organ des Loslassens. Hier haben wir also das Lassen, das Verzichtenkönnen, um die Erleichterung zu bekommen oder aber pathologisch die Verkrampfung, die Verhärtung. Sie zeigt sich beispielsweise beim Asthma, denn Asthma hat ja bekanntlich oft einen psychischen Hintergrund. Das Innere kann die Luft des Äußeren nicht aufnehmen; das Innere kann sich mit dem Äußeren nicht austauschen. Das Äußere kann sich dem Inneren nicht harmonisch einverleiben. Hier ist das Ziel die Verwirklichung. Nur wer im Gleichgewicht ist, vermag harmonisch ein- und auszuatmen. Die Wolken im Brustbereich sind die Manifestation der Angst. Das Festklammern in der Angst ist manchmal der geistige Hintergrund zu Asthma oder zu einer chronischen Bronchitis: Die Patienten machen sich dicht.

Blasen im Brustbereich haben mit Durchblutungsstörungen zu tun, die ganz feinen Blasen wieder mit der Angst. Damit sind sie ein Hinweis auf eine schlechte Durchblutung, auf Verkrampfung im Lungenbereich, auch für einen gestörten

Austausch zwischen Herz und Lunge. Sie stehen für eine Störung des gesunden Schwingens, des lebendigen Rhythmus, des ewig rhythmischen Lebens. Die Lunge hat, wie gesagt, mit Loslassen zu tun. Nur wer den Atem losläßt, kann auch wieder einatmen. Menschen, die Störungen im Brustbereich mit sichtbaren Zeichen im Urin haben, sollten an dieses Prinzip des Loslassens denken. Auch die Kalkwolken, die die Angst zeigen, können solch einen Mangel an Loslassen verdeutlichen.

Das Uringlas wird so zum Schauglas einer oft unbequemen Wahrheit, zeigt Zusammenhänge zwischen Leib, Seele, Geist, zeigt die Quintessenz.

Kommen wir zu Station drei, dem unteren Bereich. Er symbolisiert Bauch, Becken und Beine. Hier sitzt die Seele. Das hat durchaus Sinn. Die Japaner sprechen vom *Hara*. *Hara* ist das Lebensprinzip, das man durch Harakiri zerstört. Die Chinesen haben hier ihr Energiezentrum *Qi Hai* und das Lebenszentrum *Dantian*. Der Bauch gleicht dem Abendprinzip, an dem alles zur Ruhe kommt. Aus der lebendigen Nahrung wird die Asche »Kot«. Hier ist man innerlich sensibilisiert. Etwas schlägt einem auf den Magen, geht einem an die Nieren, man hat ein mulmiges Gefühl im Bauch. Der Bauch muß frei sein, um die Körperkräfte neu wachsen zu lassen. Das chinesische Qi Gong hat Techniken, um speziell dafür den Bauch freizumachen. Der Bauch hat mit Zeugung zu tun, denn die Nieren sind Sitz der Sexualkraft. Die Sexualkraft ist die stärkste Lebens- und Vitalkraft. Hier sitzen Milz, Magen und Leber. Die Leber ist die Quelle der Emotionen, das Haus der ätherischen Seele *Hun*. Eine gestörte Milz zeigt sich in Form von Melancholie und Grübeln. Der gelbliche Schleier des Cholesterins im Urin hat mit Milzstörungen zu tun. Milz ist der Farbe »gelb« zugeordnet. Dieser begrenzte, gelbliche Schleier findet sich deswegen sehr oft im unteren Drittel.

Generelle dunkelgelbe bis gelbbraune Farbe des Urins weist dagegen auf die Leber hin. Sehr kräftige Tönungen sind Hinweis auf verfestigte, starre Emotionen, auf Emotionen, die nicht ausgelebt werden können und sich als »Leberfeuer« entfachen (bekommt man dieses Problem in den Griff, verändert sich meistens auch wieder der Urin im Glas). Der Stoffwechsel im »Leberfeuer« ist überschäumend. Diese Menschen haben Probleme, Liebe zu geben und Liebe zu empfangen, weil das »Leberfeuer« aggressiv alles blockiert, sie sind häufig Choleriker.

Im schlimmsten Fall wird der Urin dunkelbraun, als Hinweis auf eine Leberentzündung. Der trübe Saft ist nicht nur optischer Ausdruck, er hat auch mit trüber Stimmung zu tun. Trübe Stimmungen spiegeln vielfach nicht verarbeitete Emotionen, Geisteskräfte wider, die sich nicht entfalten können. Hier muß man therapeutisch ansetzen, nur dann wird man die »psychosomatische« Trübung wegbekommen. Der Urin weist so den Weg zur wirklichen Heilung. Zeigt sich die Trübung im Kopfbereich, dann sind die körperlichen Phänomene hier zu finden.

Weißer, dünner Urin ist ein Hinweis auf geistige, seelische und körperliche (sinnbildliche) Leere. Im körperlichen Bereich fehlen oft Bewegung und richtige Ernährung, vor allem Mineralstoffe. Für den geistig-seelischen Bereich ist es eine Aufforderung, mehr Muße und Zerstreuung zu suchen, sich Halt zu geben durch Sinnfindung, Selbstverwirklichung, ausgleichende Interessen, Hobbys. Der dünne, wässrige Urin ist oft auch ein Hinweis auf vegetative Störungen. Heller Urin läßt auch an ein labiles, vegetatives Nervensystem denken. Das macht Sinn, denn nach der Chinesischen Medizin bestimmt die Niere die Willenskraft, die Zielsetzung. Selbstverständlich muß hier auch berücksichtigt werden, wieviel man trinkt und was man trinkt. Jedoch ist letztlich immer die im Körper herrschende Situation für das anschließende Erscheinungsbild des Urins verantwortlich. Eine schwache Niere wird auch nach dem Trinken anders antworten als eine robuste. Erstere beschert schnell eine gefüllte Blase, erzwingt häufiges Urinieren, kann zu einer neurotisch erscheinenden Reizblase führen. Heller Urin ist auch oft ein Zeichen des Mangels an Spurenelementen wie Magnesium und Phosphor. Und man sollte auch immer bedenken, daß zur Diagnostik im Rahmen der Harnschau mehrere sichtbare Zeichen des Urins zusammen bewertet werden müssen. Ein Zeichen allein hat nicht genügend Aussagekraft.

Urin mit einem staubartigen Bodensatz gibt einen Hinweis auf Schleimhautschwäche im Atmungssystem. Dieser Staub wirbelt beim Schütteln auf. Sehr oft hat dies eine allergischen Hintergrund, aber um das zu bestimmen, bedarf es weiterer Zeichen im Urin. Aber die Feinheiten dieser Differentialdiagnostik zu vermitteln, würde zu weit führen und ist nicht Ziel dieses Kapitels.

Ich möchte Ihnen als Leser nur helfen, überhaupt erstmal einen Blick für die Vielfalt und Dynamik der Zeichen im Urin zu bekommen. Ein Beispiel: Wenn Sie an die besprochenen Grundlagen denken, wo müßten Sie Menstruationsblut im Urin sehen können? Richtig, immer im unteren Bereich. Es gehört ja zum Bauch/Beckenbereich. Es wird sich übrigens nach einem Verschütteln auch nicht mit dem Urin vermischen, sondern beim Stehenlassen des Urins immer wieder trennen und unten absetzen.

Allergien findet man in Form von Phänomenen, die schneegestöberartig oder wie Zuckerwatte oder wie kleine Gipskörner aussehen. Sie sind überall dort zu sehen, z. B. im Nasenbereich (1. Schicht), Brustbereich (2. Schicht), im Bauch (3. Schicht), wo sich die Allergie manifestiert. Hautallergien zeigen sich in Form von schuppenartigen Fremdkörpern im Urin, so als würde die ekzematös, allergisch gestörte Haut Schuppen abstoßen.

Pilzbefall des Körpers ist ein immer größer werdendes Problem in vielen Praxen. Medizinstatistiken sagen aus, daß pro Jahr ca. zwölf- bis fünfzehntausend Menschen in der Bundesrepublik allein an den Folgen einer Pilzerkrankung sterben. Hierfür sind hauptsächlich Candida- und Aspergillusarten neben anderen Pilzarten verantwortlich, wie z. B. auch der Mucor. Man kann nach einiger Übung in vielen Fällen mit Hilfe der Urindiagnostik einen Candidabefall diagnostizieren. Der Candidapilz zeigt sich im Urin durch Phänomene, die wie eingebröselte, gelblich bis bräunlich gefärbte Backhefestückchen aussehen. Hierzu muß man den Urin aber u. U. 24 Stunden stehenlassen. Diese Phänomene wachsen sehr schnell. Sie entwickeln dann Plaques, die wie wollartiger Schimmelpilzflaum auf verdorbenem Obst aussehen. Plötzlich zerplatzen sie und lassen den ganzen Urin milchigtrüb erscheinen. Der Mucor sieht aus wie ein weißer Wattebausch. Kommt es durch Pilzbefall zu Allergien in den Gefäßen, dann ziehen sich von diesen auf der Urinoberfläche schwimmenden Pilzphänomenen fädchenförmige Gebilde nach unten. Der Pilz wächst in andere Bereiche hinein. Er zeigt seine Wirkung dort, wohin er sich ausbreitet, im Kopf-, im Bauch- oder im Brustbereich.

Nun können Sie selbst versuchen, Phänomene im Urin zu finden. Eine neue Welt tut sich Ihnen auf. Ihr Körperinneres offenbart sich in Ihrem Urin. Doch, wie gesagt, was hier beschrieben ist, war nur ein winziges Spektrum der Urindiagnostik. Die ganze Vielfalt der Urindiagnostik wäre ein Buch für sich. Aber so haben Sie schon mal einige Anhaltspunkte, auf die Sie sich für den Einstieg ausrichten können. So bekommen Sie einen Blick für die Aussagekraft der Harnschau. Lassen Sie den Urin auch mal länger stehen. Nach sechs, zwölf oder vierundzwanzig Stunden hat er ein anderes Bild. Beobachten Sie diese Veränderungen. Der Urin lebt! Er atmet im Pulsschlag der Schöpfung, auch wenn er vom Körper getrennt ist. Die Phänomene erneuern sich. Sie wachsen und bekommen ein anderes Erscheinungsbild. Ist sie nicht faszinierend, diese kleine Welt im Urinschauglas? Sie ist ein Teil von Ihnen, ein Minikosmos vom Mikrokosmos Mensch. Was sich dort zeigt, ist das Spiegelbild Ihres Inneren! Wer zu sehen lernt, sieht vieles, was oft teuerste elektronische und optische Geräte nicht zu erfassen vermögen, da sie ja immer nur einen Teil des Körpers betrachten. Der Urin aber bietet die Möglichkeit der Ganzheitsdiagnostik. Das Wissen über die Harnschau ist nach meiner Kenntnis noch nirgendwo umfassend aufgeschrieben worden. Es ist das Wissen, das viele Urinkundige offensichtlich bislang fast nur mündlich weitergaben, ein uraltes Wissen Heilkundiger aus vielen Jahrhunderten. Es ist ein kostbarer Schatz der Naturheilkunde, der es auch schwer hat, weitergegeben zu werden, da selbst modernste Fotografie und Drucktechnik oft die Feinheiten der Farbunterschiede und Phänomene nicht deutlich genug weiterzugeben vermögen. Harnschau wirklich zu erlernen, heißt deshalb direkter Umgang mit dem Substrat Urin. Ich schließe insofern dieses Kapitel mit einem Dank an alle Harndiagnostiker und Harndiagnostikerinnen Asiens und in der Bundesrepublik, die mir das ermöglichten und mir so Gelegenheit gaben, mich in die Harnschau einzuarbeiten.

Es ist doch schön zu wissen, daß wir alle etwas gemeinsam haben, auch wenn der Kopf die absonderlichsten Gedanken produziert. Hier in der Gemeinsamkeit »Urin« machen wir es alle auf die gleiche Weise und bekommen in derselben Weise unsere Chance in Form der Eigenharntherapie. Das sollte uns eigentlich ein wenig verbinden. Finden Sie nicht auch? Und sich dann noch klarzumachen, daß in diesem Produkt, das eigentlich als Abfall zutage tritt, noch die Möglichkeit des Heilens liegt – herrlich! Jeder hat seine eigene pharmazeutische Fabrik und seine eigene Apotheke in sich! Warum benutzen wir sie eigentlich nicht mehr? Vielleicht kann das Buch dazu einen Beitrag leisten, damit sich an diesem Mißstand etwas ändert.

Eigenharntherapie – das heißt, sich selbst zu erfahren als Teil des Kosmos, als einen Vielzellenstaat, der über psycho-hormo-neuroimmunologische Abläufe durch einen inneren Arzt gesteuert wird. Es heißt zu begreifen, daß dieses Ordnungssystem über Schwingungen und Bewegung dafür sorgt, daß z. B. 2000 Lymphknoten, 300 m^2 Gefäßwände, 1,5 kg Lymphdrüsen, 300 m^2 Darmfläche, Knochenmark als Bildungsstätte von 1 Milliarde Lymphozyten pro Tag, funktionieren kann. Über den Urin erfährt der Baustein Immunologie, daß entzündete Harnwegsepithelien über zu wenige abwehrsteigernde Zellverbände verfügen. Im Harn werden Säuren und Enzyme aktiviert, die ganze Antigenkomplexe bilden. Dies ist ein weiteres Beispiel für die Spiegelbildfunktion des Urins. Bei der Bildung von Antikörpern gegen Antikörper kann sich eine sogenannte Immuntoleranz bilden, die wirtfremde Immunkomplexe toleriert. Damit dies geschieht, werden sehr schwach wirkende Eiweißstrukturen gebraucht. Der Urin mit seinen Eiweißkomplexen könnte solch ein Induktor zur Immuntoleranz werden und sagt damit nochmals: »Ich bin ein Spiegelbild all dessen, was in Dir passiert, und sorge durch Immuntoleranz dafür, daß Turbulenzen nicht ausufern. Ich bin ein ordnender Faktor.«

Über Ihren persönlichen Erfahrungsbericht würde ich mich freuen, sowie auch über neue Hinweise (Kontaktanschriften, Selbsthilfegruppen) zur Eigenharnbehandlung. Schreiben Sie an:

Hans Höting
Arster Heerstraße 13
28279 Bremen
Tel./Fax: 04 21 / 82 03 95

Zur wissenschaftlichen Untersuchung der Urintherapie wurde an der Universität Bremen ein Fragebogen entwickelt. Er soll zum ersten Mal eine breit angelegte Statistik über Urintherapie ermöglichen. Zur statistischen Absicherung werden eine möglichst große Menge kohärenter und vollständiger Datensätze benötigt. Viele Anwender haben bereits über ihre Erfahrungen berichtet, und es ist zu hoffen, daß das so bleibt. Falls Sie Interesse haben, über Ihre Erfahrungen mit Urintherapie zu berichten und zur wissenschaftlichen Untersuchung beizutragen, so fordern Sie bitte den Fragebogen an bei:

Dr. Uwe Hobohm
Universität Bremen
Fachbereich II – Biologie
Möwenstraße 18
27726 Worpswede

Sie können den Fragebogen anonym oder personengebunden abgeben. Ihre Daten werden nicht an Dritte weitergegeben, sondern nur zur wissenschaftlichen Untersuchung der Urintherapie verwendet.

Stimmen aus meiner Urin-Praxis

Die hier wiedergegebenen Berichte stammen aus meiner eigenen Praxis.

Der steinreiche Herr Meier

»Ich bin steinreich«, sagte Herr Meier und zeigte einen Nierenstein, den er gerade eben aus seinem Urin herausgefiltert hatte. »Aber ich will es nicht bleiben. Ich bin es leid, immer ein ungutes Grummeln im Bauch zu haben, weil ich nicht weiß, wann die nächste Kolik kommt.« Sprach's und begann von Stund an, seinen Morgenurin zu trinken. Er trank ihn drei Monate. Bald zeigte der Urinbefund kein Blut mehr. Es schwanden die weißen Blutkörperchen. Als angenehme Begleiterscheinung fühlte sich Herr Meier viel kräftiger. Inzwischen sind drei Jahre vergangen. Herr Meier hat in dieser Zeit nie wieder Schwierigkeiten mit Nierensteinen gehabt. Das, was alle Medikamente vorher nicht erreichten, hatten offensichtlich die Eigenharntherapie, Ernährungsumstellung und größere Trinkmengen ermöglicht.

Frau Schmidt geht aufs Ganze

Frau Schmidt schlug alles auf den Magen, sie hatte einen sogenannten nervösen Magen. Die Magenspiegelung bestätigte es: chronische Magenschleimhaut-Entzündung. Dies passiert oft bei Menschen, die viele Dinge hinunterschlucken, mit denen sie nicht fertig werden. Die Menschen, die auf den Tisch hauen und mal kräftig brüllen, sind häufig besser dran. Sie sind den Ärger dann meistens los. Frau Schmidt schluckte eben runter. Wieviele Tabletten hatte sie schon genommen? Alles half nur vorübergehend, und dann kamen die Schmerzen wieder. Eines Tages las sie über Eigenharntherapie. Zunächst schüttelte sie sich. Aber dann meinte sie: Versuchen kann ich es ja mal. Sie trank ihren Morgenurin und war überrascht, wie sich schon nach dem ersten Trinken der Magen wohlig entspannte. Das machte ihr Mut. Sie trank weiter, Tag für Tag, und hielt eine Diät ein. Sie stellte fest, daß sich etwas veränderte. Der Magen wurde ruhiger und besser. Eines Tages stellte sie fest, daß Sie an ihren Magen überhaupt nicht mehr gedacht hatte und schon dazu übergegangen war, anders zu essen. Und es war ihr bekommen. Zwar war sie eine sensible Person, und ihr Magen mußte deswegen immer mal wieder leiden, aber er ertrug es besser. Nach einer Weile merkte sie überhaupt nichts mehr, selbst wenn sie sich aufregte. Ein wenig Unwohlsein vielleicht noch, aber nichts Weltbewegendes mehr. Sie rieb sich die Hände und sagte: »Ich bin geheilt.«

Wenn es erst soweit ist, daß die Vorstellung, geheilt zu sein, ins Hirn geht, dann wird es in der Tat besser. Und es ging ihr besser, jetzt schon seit über einem Jahr.

Auch dem Rheuma tut's gut

Frau Willem hatte ich schon eine ganze Zeit in Behandlung. Sie litt an chronischem Gelenkrheuma. Rheuma zu behandeln ist ein hartes Stück Arbeit, und die Besserung schritt nur langsam voran. Eines Tages fragte sie mich: »Haben Sie schon mal von Eigenharntherapie gehört?« Ich atmete hörbar auf und sagte ihr: »Liebe Frau Willem, die Eigenharntherapie gehört seit sechs Jahren zum Behandlungsspektrum meiner Praxis. Auch Sie haben mit den Injektionen Eigenharn bekommen.« »Ja«, sagte sie, »ich habe jetzt darüber gelesen. Kann ich denn nicht noch Eigenharn einnehmen und meine Gelenke mit Eigenharn einreiben?« »Oh«, meinte ich, »wenn Sie dem aufgeschlossen sind, kann ich Ihnen das nur empfehlen.« Von Stund an tat sie es, und es war offensichtlich, wie sehr gut es ihr tat. Die Schmerzen ließen deutlich nach, bereits nach vierzehn Tagen Eigenharntherapie. Nach vier Wochen kam sie ganz glücklich zu mir: »Ich laß jetzt nicht mehr von meiner Eigenharntherapie, weil ich merke, wie es mir von Tag zu Tag besser geht.«

»Schlag, Stoß, Stich und Fall, Urin hilft auf jeden Fall«

Dies ist ein Zitat, das eigentlich auf Arnika gemünzt ist. Aber der Urin hat bewiesen, daß er ein Gleiches kann.

Friedrich, der kleine Sohn der Familie Kunter, war wieder einmal hingefallen. An seinem Bein hatte er eine dicke, dunkle Beule, die am nächsten Tag alle Farben des Regenbogens annahm. Es waren Blutergüsse und sie taten ihm höllisch weh. Seine Mutter nahm einen Wattebausch, tupfte alle Stunde die Stelle mit dem Urin des Kleinen, den sie sich beschafft hatte. Es war wunderbar, wie der Schmerz schon nach einem Tag deutlich nachließ. Die Beweglichkeit besserte sich, und nach 4 Tagen lief der Kleine wieder, als sei nichts gewesen.

Der Haut tut's Wunder

Frau Kiesling hatte ein trockenes juckendes Ekzem am Unterarm. Mal wurde es mehr, mal verschwand es wieder etwas, aber es wich nicht von der Stelle. Unsere Therapie brachte eine deutliche Besserung, jedoch ein hartnäckiger Rest blieb. Als sie zur nächsten Kontrolluntersuchung kam, war dieser hartnäckige Rest zu meinem größten Erstaunen vollkommen verschwunden, die Haut sah ganz gesund aus. Überrascht fragte ich sie: »Na, haben es unsere Mittel doch noch gebracht?« »Nein«, erwiderte sie, »ich muß Sie leider enttäuschen. Ich habe die Stelle mit Eigenurin eingerieben. Und das hat wunderbar geholfen, wie Sie sich selbst überzeugen können.« »Hm«, sagte ich nur, »warum bin ich darauf nicht selbst gekommen? Wir setzen ja auch Eigenurin in der Praxis ein.« »Ja«, meinte sie spitz, »manchmal haben« eben Patienten die besseren Gedanken.«

Die Neurodermitis von Anke

Anke war ein süßes Kind, sechs Jahre alt, blonde Haare, aufgeweckt. Aber die Freude war getrübt: Sie litt unter Neurodermitis, die sie sehr quälte. Immer dieses Jucken, dieses Kratzen. So kam sie zu uns in die Praxis. Die Mutter war sehr aufgeschlossen, besser gesagt, es war eine Aufgeschlossenheit aufgrund ihrer Verzweiflung. Sie hatten schon viel versucht, und nichts hatte geholfen. Wir begannen mit unserer Therapie: Austesten von unverträglichen Nahrungsmitteln, und von Allergenen aus der Umwelt. Sie bekam bestimmte Medikamente verschrieben. Dann gab ich mir einen Ruck. Ich tastete mich vorsichtig vor, wie die Mutter gegenüber Eigenharnbehandlung eingestellt war. Sie reagierte sehr aufgeschlossen und sagte ganz offen: »Wenn es hilft, tue ich alles für mein Kind.« Ich riet ihr, die befallenen Hautstellen mit Eigenurin einzureiben.

Als sie das nächste Mal zur Kontrolluntersuchung wiederkam, war sie ganz begeistert: »Seitdem ich mit Urin einreibe, ist das Jucken viel besser geworden. Die Haut ist nicht mehr so trocken und viel elastischer.« Und in der Tat, das äußere Erscheinungsbild hatte sich deutlich gewandelt.

Nun könnte man natürlich sagen, sie bekam ja auch Medikamente. Vielleicht waren es die gewesen. Meine Erfahrung aus vielen Jahren Neurodermitis-Behandlung ließen das ausschließen. Der Erfolg war einfach zu schnell. Und ich sollte recht behalten.

Es ist ja oft so, daß der Patient schludrig wird in der Behandlung, wenn es ihm bessergeht. Auch die Mutter wurde es. Sie ließ mit der Eigenharnbehandlung nach, und siehe da, es wurde wieder schlimmer. Als sie wieder anfing, verbesserte sich sofort der Zustand der Haut. Da hatten wir den Nagel auf den Kopf getroffen.

Heute ist Anke befreit von Neurodermitis.

Die Hölle der Migräne

Frau Dittel hatte Migräne, und das schon seit fünfzehn Jahren. Die Aufzählung der Therapeuten und Kliniken war Legion. Nichts hatte ihr geholfen und jetzt saß dieser schwere Fall hier vor meinem Schreibtisch. Ich sagte mir, nun, wir haben so vielen mit Akupunktur helfen können, warum sollen wir es nicht bei Frau Dittel versuchen? Aber ich hatte mich getäuscht. Was immer wir an Akupunkturpunkten stachen, es rührte sich nichts. Auch die anderen Zusatztherapien wie Eigenblut, Procain-Injektionen, homöopathische Mittel, sie prallten ab an dieser Wand der Migräne.

Schließlich riß mir der Geduldsfaden. Ich sagte: »Frau Dittel, von nun an machen wir Eigenharninjektionen in Akupunkturpunkte. Sie werden Ihren Eigenurin trinken und Nacken und Körper zuhause damit einreiben.« Zunächst schaute sie mich entgeistert an. »Eigenurin«, sagte sie. »Ja«, sagte ich, »es ist ein uraltes Hausmittel. Ich bin der Überzeugung, es wird Ihnen helfen.« Sie spielte, Gott sei Dank, mit, obwohl es ihr sehr schwergefallen sei, wie sie mir hinterher sagte. Und siehe da, ein Wunder tat sich auf. Die Migräne ließ nach. Es dauerte zwar drei Monate, bevor die Migräne weg war, aber inzwischen ist sie nicht mehr Patientin bei uns, weil es ihr gutgeht. Sie schickt uns noch Patienten, und die berichteten mir, daß sie nie wieder Migräne gehabt hat.

Eigenharn und Abnehmen

Frau Klien wollte unbedingt abnehmen. Alle Arten von Diäten, die sie durchgeführt hatte, hatten nicht geholfen. Sie erzählte mir ihre Geschichte, als sie eines Tages wegen Rükkenschmerzen zu mir kam. Sie hatte über Eigenharn gelesen und sich dazu durchgerungen, es mit Urinfasten zu versuchen. Das hatte einen durchschlagenden Erfolg. Sie nahm nicht nur an Gewicht ab, sondern sei auch ein ganz anderer Mensch geworden, wie sie mir sagte. Und sie vertraute mir an: »Wissen Sie, seitdem bin ich Eigenharnanhängerin. Ich trinke immer noch Urin. Und jedesmal, wenn ich wieder ein Kur damit mache, fühle ich, wie es mir besser geht.«
Zur Nachahmung empfohlen.

Chronische Bronchitis

Herr Zahn war früher Raucher gewesen. Das Rauchen hatte er aufgegeben, aber sein Raucherhusten war ihm geblieben. Chronische Raucherbronchitis, könnte man sagen. Er war in Krankenhäusern gewesen; er war bei Ärzten gewesen. Sein Husten war wohl etwas besser geworden, aber ganz weg hatte ihn keiner bekommen. So landete er bei mir. Er hatte von Naturheilkunde gehört und meinte, nun sei das Problem gelöst. Wir mühten uns redlich mit Akupunktur, Eigenblutbehandlung. Aber leider, auch das half nichts.
Schließlich empfahl ich ihm, zuhause Eigenurinumschläge um die Brust zu machen, Urin zu trinken, den Mund mit Urin

zu spülen. Ich gab ihm zudem eine homöopathisierte Eigen-
urinnosode zu seinen übrigen homöopathischen Medikamenten. Er schüttelte den Kopf und machte dazu ein Gesicht, das eindeutig war: Er hielt mich für einen Narren.

Es kostete mich viel Mühe, ihm das Prinzip der Eigenharntherapie zu erklären und ihm auch klarzumachen, was Raucherhusten für Konsequenzen haben kann. Er ließ sich über-
reden. Und mit Eigenurin schafften wir es.

Übrigens lehnte er, als er die wohltuende Wirkung des Urins
erkannte, jegliche anderen Medikamente ab und behandelte
sich vier Monate lang intensiv mit Eigenurin. Dann war der
Husten zwar noch nicht ganz weg, bei widrigen Witterungs-
umständen oder bei schlechter Raumluft kommt er immer
mal wieder. Aber das stört ihn nicht. Ich höre von Patienten,
die er uns zuweist, daß es ihm sehr gutgeht und er immer
wieder auch Urin zu sich nimmt.

Chronische Stirnhöhlenentzündung?

Es ist ein hartes Stück Arbeit, eine chronische Stirnhöhlenentzündung zu beseitigen. Sie ist fast immer nur die Spitze
eines tief darunter liegenden Grundleidens. Und dieses
Grundleiden muß immer mitbehandelt werden.

Auf meine Empfehlung hin kaufte sich Herr Liebach eine
Jala-Neti-Kanne und spülte die Nase mit Eigenurin, verdünnt mit warmem Wasser unter Zusatz von Meersalz,
Kamille und Kräuteröl. Zusätzlich trank er Eigenurin, machte Eigenurin-Spülungen, Eigenurinklistiere. Er hatte zu
Hause ein Inhalationsgerät. Damit inhalierte er Meersalz-
lösung + 1 Tropfen Urin. Es dauerte keine vier Wochen, da
war seine Nase frei, die Schleimhäute nicht mehr trocken, er
konnte wieder schneuzen und hatte einen klaren Kopf.

Pilzbefall im Afterbereich

Frau Lobo quälte sich wirklich. Diese rote, juckende Haut im Bereich des Afters war die Hölle. Alle Salben schienen es nur noch schlimmer zu machen. Sämtliche Pillen, die sie geschluckt hatte, brachten überhaupt nichts. So kam sie zu mir und gestand mir mit rotem Kopf ihr Leiden.

Mir war klar, daß hier ein Pilzbefall vorlag, sobald ich mir die Haut angesehen hatte. Ich machte noch einen Abstrich, ließ ihn untersuchen und bekam vom Labor die Bestätigung.

»Liebe Frau«, sagte ich, »ich gebe Ihnen einen guten Rat. Setzen Sie Ihren eigenen Urin ein. Machen Sie Darmspülungen mit Urin. Legen Sie sich einen Urin-Tampon in die Pofalte. Trinken Sie Ihren Urin und nehmen Sie dazu noch meine Medikamente.«

»Ach«, erwiderte sie, »ich habe doch schon so viele Medikamente genommen.« »Ja«, sagte ich, »aber Sie sind ja hier in einer naturheilkundlich ausgerichteten Praxis. Da sieht es etwas anders aus.« Ich verschrieb ihr ein Rezept. Und sie war auch dazu zu bewegen, die Urintherapie zu machen.

Nach vier Wochen, als sie wiederkam, meinte sie: »Ich kann es kaum begreifen, aber es ist ein Wunder geschehen. Es juckt nicht mehr. Es ist zwar noch nicht ganz weg. Aber der Urin hat hier wirklich Wunder gewirkt. Das können nicht die Medikamente gewesen sein. Schon nach dem ersten Sitzbad und den ersten Klistieren merkte ich die Erleichterung. Ich werde das durchziehen, bis ich die Sache völlig los bin.

Chronische Bindehautentzündung

Das junge Mädchen quälte sich schon eine ganze Weile mit ihrer Bindehautentzündung. Niemand hatte ihr bisher helfen können. Normalerweise haben auch wir in unserer Praxis keine Schwierigkeiten damit, aber hier bei ihr versagte einfach alles.

Mir fiel auf, daß auch ihre Nase verstopft war. So gab ich ihr schließlich den Rat, Eigenharn in das Auge zu träufeln und die Nase mit Urin zu spülen.

Ich will die Geschichte nicht länger machen, als es erfordert. Es hat ihr wunderbar geholfen. Die Bindehautentzündung ist nie wiedergekommen. Und was noch schöner war, die Nase war auch besser.

Noch ein eigenes Erlebnis

Während meines Sommerurlaubs 1994 wurde ich am Ostseestrand an der Fußsohle von einer Wespe gestochen, auf die ich im Sand getreten war. Ein wahnsinniger Schmerz durchzuckte mich und das Brennen zog über die ganze Fußsohle. Der Fuß schwoll an. Ich versuchte ihn zunächst im Meerwasser zu kühlen. Aber bald waren die Schmerzen so stark, daß ich kaum noch laufen konnte. Da ich im Urlaub keinerlei Medikamente zur Verfügung hatte, fing ich an, den Fuß mit Eigenharn einzureiben. So konnte ich das Übel des verquollenen Fußes über Nacht bekämpfen: durch eine Eigenharnpackung! Am nächsten Morgen war der Fuß abgeschwollen und die Schmerzen verschwunden.

Aids

Herr Dr. Abele berichtete in einer Sendung des RTL am 11.11.1994 über eine Selbsthilfegruppe Aidskranker in New York, die durch Behandlung mit Eigenharn einen beachtlichen Zuwachs an Lebensqualität durch Verbesserung des allgemeinen Befindens erzielen konnte.

Verzeichnis der empfohlenen Medikamente und Zusatzstoffe

Sofern nicht anders angegeben, sind alle Mittel in der Apotheke erkältlich.

AF-Tonic

Akala N

Bertram-Pulver (Zähringer-
Apotheke, Konstanz)

Crataegutt

Carbo-Königsfeld-Kaffeekohle

Cebion 500

Chufas-Nüßli (Firma
Emmerich, Pforzheim)

Emser Sole

Finalgon

Fortakehl OP Sanum

Galgant (Zähringer-
Apotheke, Konstanz)

Heublumenbäder
(Schiele bzw. Dr. Schupp)

Hevertotox

Hevertopect Hustensaft

Hewetraumen

Jala-Neti-Kanne (W. Achatz,
80538 München)

Kamillosan

Kanne Brottrunk (Reform-
haus/Bäckerei)

Keuchhustenpulver
(Germania Apotheke,
29690 Schwarmstedt)

Klysma (Genius-Versand,
48167 Münster)

Leber-Galle-Tee, Presselin

Luvos Heilerde

Lymphophön

Metavirulent

Moorbäder (Schiele bzw.
Dr. Schupp)

Mucokehl (Tropfen, Salbe,
Zäpfchen)

Multiplasan-Öl

Mutaflor-20/-100

Nasenreflexzonenöl mild

Neyparadent

Notakehl OP Sanum

Nystatin (Adler Apotheke,
24837 Schleswig)

Orangenöl
(Firma R. Weigerstorfer,
Postfach 10 10 20
93010 Regensburg)

Orgonstrahler
  (Euro Verlag,
   24395 Falschöft)
Ortho Immun 30
Orthocor
Paidoflor
Pascoetox
Pefrakehl OP Sanum
Perenterol
Phönix-Antitox
Phönix-Phönohepan
Phönix-Solidago

Salus Augenbad (Reformhaus)
Spirulina-Algenpulver/Algen-
   tabletten (Reformhaus)
Symbioflor I
Terp-Ozon-20
  (Firma Daniel Schumacher,
   Homburger Straße 1
   51588 Numbrecht)
Teuto Bärlauchgranulat
Traumasalbe 302 (Firma
   Rödler)
Vesicatee N, Presselin

Literatur

Abele, Johann/Herz, Kurt: Die Eigenharnbehandlung, 9. verb. und erw. Auflage. Haug, Heidelberg 1994.

Armstrong, John W.: The Water of Life. Health Science Press, London 1971.

Bach, Hans Dieter: Krankheiten und Zunge. Bio-Ritter GmbH, Verlag und Versand, Tutzing 1993.

Bach, Hans Dieter: Äußere Kennzeichen innerer Krankheiten. W. Erwig Druck und Verlag, Münster 1989.

Dokumentation der besonderen Therapierichtungen und natürlichen Heilweisen in Europa. VGM, Essen 1981.

Friedl, Paul: 461 Haus- und Sympathiemittel. Von Überlegen, Ansprechen, Gesundbeten und Anwünschen. Rosenheimer Verlagshaus, Rosenheim 1976.

Hasler, U. E.: Die Apotheke in uns. Haug, Heidelberg 1994.

Hellweg, Gerhard: Das Buch der Zitate. Mosaik, München 1982.

Herz, Kurt: Eigenharnbehandlung. Haug, Heidelberg 1958.

Loew, Joseph: Über den Urin als diagnostisches und prognostisches Zeichen in physiologischer und pathologischer Hinsicht. Landshut, um 1810.

Paullini, Kristian Frantz: Neu-vermehrte heylsame Dreck-Apotheke. Frankfurt 1699 (Nachdruck der Ausgabe von 1734 ist erschienen bei Kölbl, München 1969).

Sournia/Poulet/Martiny: Illustrierte Geschichte der Medizin. Andreas & Andreas Verlagsbuchhandlung, Salzburg 1983.

Thomas, Carmen: Ein ganz besonderer Saft – Urin. vgs, Köln 1993.

Publikationen des Autors

Qi-Gong-Kugeln. Für Gesundheit, Meditation und Vitalität. Hugendubel, München 1992.

Aktiv und gesund durch die magischen Qi-Gong-Kugeln. Deutscher Spurbuch Verlag, Baunach 1992.

Die Moxa-Therapie. Wärmepunktur – eine klassische chinesische Heilmethode. Ehrenwirth, München 1993.

Die Heilkraft der Gedanken. Deutscher Spurbuch Verlag, Baunach 1994.

Lachen als Medizin. Deutscher Spurbuch Verlag, Baunach 1994.

Die sechs Heiligen Laute. Bauer, Freiburg 1988.

Der neue Tag besiegt die Nacht. Trost in der Trauer. Kiefel, Wuppertal 1991.

Facelifting chinesisch. MZ-Verlag, Buchholz 1990.

Register